新编临床常用技术操作流程与护理要点

孙 潇 等主编

上海科学普及出版社

图书在版编目（CIP）数据

新编临床常用技术操作流程与护理要点 / 孙潇等主编 . -- 上海 ：上海科学普及出版社， 2024.6
ISBN 978-7-5427-8714-9

Ⅰ．①新… Ⅱ．①孙… Ⅲ．①护理学 Ⅳ．① R47

中国国家版本馆 CIP 数据核字（2024）第 093199 号

责任编辑　李　蕾
助理编辑　忻　玮

新编临床常用技术操作流程与护理要点

孙　潇　等主编

上海科学普及出版社出版发行

（上海中山北路 832 号　　邮政编码　200070）

http://www.pspsh.com

各地新华书店经销　　　　三河市铭诚印务有限公司印刷
开本　787×1092　　1/16　　印张　15　　字数 260 000
2024 年 6 月第 1 版　　　　2024 年 6 月第 1 次印刷

ISBN　978-7-5427-8714-9　　定价：98.00 元

《新编临床常用技术操作流程与护理要点》

编委会

主　编：孙　潇　枣庄市中医医院

宋娜娜　枣庄市立医院

田勤菊　滕州市中心人民医院

孙艳敏　枣庄市薛城区陶庄镇中心卫生院

孙明明　枣庄市立医院

张小云　枣庄市妇幼保健院

副主编：马　翠　枣庄市中医医院

孟　谨　枣庄市山亭区凫城镇卫生院

王　燕　山东中医药大学第二附属医院

张　玲　山东国欣颐养集团枣庄中心医院

赵芳芳　山东国欣颐养集团枣庄中心医院

阎业华　山东国欣颐养集团枣庄中心医院

前　言

在医疗技术不断发展的今天，临床护理作为医疗服务体系中不可或缺的一环，其技术操作的规范化、标准化及科学化水平直接关系到患者的治疗效果与康复质量。《新编临床常用技术操作流程与护理要点》旨在为广大临床护理工作者提供一本集基础性、专业性、前瞻性与实用性于一体的权威指南。

本书汇集了国内外最新的护理研究成果与临床实践经验，全面而系统地梳理了临床常用护理技术的操作流程与护理要点。从护理要点如心内科、神经科、妇产科等特定领域的特殊护理，再到急诊急救技术及各类先进仪器设备的使用流程与操作规范，内容覆盖广泛，层次清晰，旨在满足不同护理场景下的学习与应用需求。

特别值得一提的是，本书不仅详尽阐述了传统护理技术的要点，还紧跟医疗护理领域的发展步伐，深入介绍了新业务、新技术、新方法。这些创新成果，不仅拓宽了护理人员的理论知识，更为临床护理实践提供了更加科学、高效、人性化的治疗方案，有力推动了护理学科的发展与进步。

在编写过程中，我们始终坚持"科学新颖、重点突出、临床实用、便于掌握"的原则，力求使本书成为一本既适合临床护理人员日常学习参考的实用手册，又可作为护理培训考核的重要依据，同时，也为院校护理专业学生提供了一个理论与实践相结合的学习参考。我们希望，通过本书能够有效提升护理人员的专业技能与综合素质，为患者提供更加优质、高效的护理服务。

目　　录

第一章　内科护理技术操作

第一节　腹腔穿刺术

【目的】

1. 抽取腹水化验检查，明确腹水性质。

2. 适量放腹水缓解压迫症状。

3. 腹腔内注射药物及腹水浓缩回输等。

【用物准备】

1. 物品准备　基础治疗盘 1 套、腹腔穿刺包、无菌手套、注射器（5 mL、20 mL、50 mL 各 1 支）、输液器、无菌培养瓶、试管、量杯、腹带及中单、卷尺、酒精灯、火柴等。

2. 药品准备　2%普鲁卡因或 2%利多卡因，按医嘱准备药物。

【操作方法及程序】

1. 查对床号、姓名，向患者解释操作目的，以取得合作。

2. 嘱患者排尿，垫中单，取半卧位或平卧位，腹水少量者取左侧卧位，腰背部铺好腹带，测腹围并记录。

3. 协助术者配合定位，常规消毒皮肤，铺无菌孔巾，配合局部麻醉。

4. 操作方法见《内科临床技术操作规范》。

5. 术中协助留取标本，注意观察患者的生命体征。

6. 操作完毕，术者取出穿刺针，按压穿刺点，用无菌纱布覆盖后固定，测腹围，束腹带。

7. 术后嘱患者卧床休息，有不适及时报告。

【注意事项】

1. 严格无菌操作，防止腹腔感染。

2. 放液速度不宜过快，放液量不宜过多，一次放腹水不宜超过 3000 mL。观察腹水颜色、性状和量并记录。

3. 术中患者如出现面色苍白、心慌、头晕、出汗、血压下降、腹痛等症状，应停止放液，安静平卧，并予输液、扩容等对症处理。

4. 如放液流出不畅，可嘱患者变换体位，以助液体流出通畅。

5. 腹腔穿刺放液术后，嘱患者暂时卧床休息。

6. 腹带不宜过紧，以防造成呼吸困难。

7. 术后穿刺处如有腹水外渗，及时更换敷料，防止穿刺处感染。

第二节　肝脏穿刺术

【目的】

1. 肝脏疾病性质不明，需取活组织病理检查以明确诊断。

2. 确定患者肝组织损伤程度，观察肝病的发展与转归。

3. 为肝脓肿病患者穿刺抽吸脓液和注射药物，达到治疗目的。

【用物准备】

1. 物品准备　基础治疗盘1套、无菌肝脏穿刺包、肝脏穿刺针、无菌手套、注射器、4%甲醛溶液标本瓶、沙袋、腹带、无菌敷料、垫巾等。

2. 药品准备　普鲁卡因或利多卡因局部麻醉用药，遵医嘱准备治疗药物、生理盐水等。

【操作方法及程序】

1. 向患者解释操作目的、配合方法及术后注意事项。

2. 查对床号、姓名，为患者测量血压、脉搏，并记录。

3. 嘱患者术前遵医嘱用药，排小便，取平卧位，身体右侧靠床沿，并将右手屈肘置于枕后。

4. 暴露穿刺部位，腰背下铺腹带、垫巾。

5. 协助术者定位，配合常规消毒皮肤，铺无菌孔巾，配合局部麻醉。

6. 操作方法见《内科临床技术操作规范》。

7. 穿刺完毕后，术者立即以无菌纱布按压穿刺部位 5~10 min，用无菌敷料覆盖，协助术者取下孔巾，胶布固定后，协助术者用腹带、沙袋加压包扎 4~6 h。

8. 将所抽出肝组织放入 4% 甲醛固定液中及时送检。

9. 清理用物，测量血压、脉搏并记录。

【注意事项】

1. 术者进针时嘱患者深吸气后屏气。

2. 穿刺过程中，注意观察患者面色、血压、脉搏的变化，如有异常通知医生立即停止操作。

3. 术后绝对卧床休息 6~8 h，定时测量血压、脉搏、呼吸，如发现头晕、脉搏细弱、血压下降、面色苍白、出冷汗、烦躁不安、呼吸困难等失血征象时，及时报告医生，积极抢救。

4. 穿刺后如患者主诉疼痛，应报告医生，遵医嘱应用止痛药，同时密切观察生命体征。

5. 观察伤口有无渗血。如敷料有渗血，及时更换，防止穿刺部位感染。

第三节 肾穿刺活检术

【目的】

通过肾穿刺获取肾组织活体标本，以明确病理诊断。

【用物准备】

1. 物品准备 基础治疗盘 1 套、无菌纱布 3~5 块、治疗巾 4 块、穿刺器材、注射器、垫巾、饮水管、便盆、无菌手套、胶布、硬板床、B 型超声机、硬枕等。

2. 药品准备 局部麻醉药物、标本固定液。

【操作方法及程序】

1. 患者及环境准备

（1）术前 1 日护士对患者进行肾穿刺活检术相关知识及注意事项的健康宣教。

（2）术前练习俯卧位吸气末屏气 30 s。

（3）练习卧床饮水、排尿。

（4）术前一餐不宜过饱。

（5）术前排小便。

（6）术前紫外线消毒肾穿室 40 min。

（7）查对床号、姓名，将患者带入肾穿室。

2. 操作方法　见《内科临床技术操作规范》。

3. 术后观察

（1）穿刺后，去掉腹部垫枕，整理患者衣服，采用 3 人搬运患者的方法，协助患者翻身平卧于病床上，臀下垫垫巾，送患者回病房。

（2）测量呼吸、脉搏、血压，每 30 min 测 1 次，共测 4 次。

（3）嘱患者多饮水，留取术后前 3 次尿液，观察有无肉眼血尿。

（4）术后绝对平卧 4 h，24 h 内尽可能卧床。

（5）每 30 min 巡视 1 次患者，满足患者生理、生活需要。

（6）询问患者有无腰痛、腹痛、心慌、恶心等不适。

（7）术后 1 周内避免腰部、背部受力运动，1 个月内不进行剧烈运动，6 个月内不从事重体力劳动。

【注意事项】

1. 有出血倾向、重度高血压未经纠正、孤立肾、肾萎缩、肾动脉瘤、妊娠晚期及不合作等禁忌证的患者不宜做此项检查。

2. 如发现明显出血（如重度肉眼血尿、血压下降、明显腹痛、肾周围血肿等），应及时给予止血、补液等保守治疗，必要时输血。延长卧床时间至肉眼血尿消失或明显减轻。

3. 肾穿刺术后 6 个月之内，原则上不能同侧肾重复穿刺。

第四节　胸腔穿刺术

【目的】

1. 排出胸腔内的气体和液体，以减轻症状，明确诊断。

2. 向胸腔内注入药物，以达到治疗的目的。

【用物准备】

1. 物品准备　基础治疗盘 1 套、胸腔穿刺包、无菌手套、注射器（5 mL、20 mL、

50 mL 各 1 支)、试管、量杯、垫巾、靠背椅等。

2. 药品准备 2%利多卡因 10 mL,需注药者按医嘱准备等。

【操作方法及程序】

1. 查对床号、姓名,向患者解释操作目的、术中配合的方法及注意事项。

2. 嘱患者排大小便,帮助患者摆放体位;协助术者定位,腰部铺垫巾。

3. 打开胸腔穿刺包,配合医生常规消毒穿刺部位,协助固定孔巾。

4. 操作方法见《内科临床技术操作规范》。

5. 术中注意观察患者的生命体征,协助留取标本。

6. 操作完毕,术者拔出穿刺针,按压穿刺点防止出血,用无菌纱布覆盖穿刺点并用胶布固定。

7. 整理用物,洗手,记录抽取的气量或液量及其性质。

【注意事项】

1. 严格执行无菌操作,避免胸腔感染。

2. 术中患者应避免咳嗽、深呼吸及转动身体,有咳嗽症状者可遵医嘱在术前口服止咳药。术中如发生连续咳嗽或出现头晕、胸闷、面色苍白、出汗、晕厥等症状,应立即停止抽液,拔除穿刺针,让患者平卧,遵医嘱给予吸氧及对症处理。

3. 抽液或抽气速度不宜过快,量不宜过多,一般第 1 次抽液不超过 800 mL,以后每次不超过 1200 mL。

4. 需要向胸腔内注入药物者,抽液后接上备有药物的注射器,将药液注入。

5. 术后协助患者卧床休息,注意观察生命体征,告知患者如有不适及时报告,有病情变化及时通知医生给予处理。

6. 标本及时送检。

第五节　心包穿刺术

【目的】

1. 穿刺心包放液,解除心脏压塞。

2. 对心包积液进行常规、生化、细菌及细胞学检查,以明确病因。

3. 心包内注入药物用于治疗。

【用物准备】

1. 物品准备　基础治疗盘 1 套、心包穿刺包 1 个（内含心包穿刺导管、穿刺针、导丝、止血钳 2 把、纱布数块、孔巾 1 块、弯盘 1 个）、注射器（2 mL、10 mL、50 mL 各 1 支）、无菌治疗碗 1 个、量杯 1 个、无菌手套 2 副、试管数支、心电监护仪及心肺复苏器械。

2. 药品准备　心肺复苏药物、阿托品、多巴胺、局部麻醉药、2% 利多卡因。

【操作方法及程序】

1. 查对床号、姓名，向患者解释操作目的及注意事项，以取得合作。

2. 备好心电监护。

3. 建立静脉通路，静脉输入生理盐水 500 mL。

4. 取半卧位或坐位。

5. 穿刺点的选择见《内科临床技术操作规范》。

6. 协助术者确定穿刺部位后，常规消毒局部皮肤，铺孔巾，局部麻醉。

7. 穿刺成功后，通过导丝将心包穿刺导管插入心包腔内，即可抽液。记录抽液总量，将抽出的液体按需要分别盛于试管内送检。

8. 留置导管，局部以无菌纱布覆盖，用胶布固定。

【注意事项】

1. 严格无菌操作。

2. 术中严密心电图、血压监护。

3. 抽液速度宜缓慢，防止空气进入心包内。

4. 首次抽液量以 100 mL 左右为妥，以后每次抽液 300~500 mL，以免抽液过多引起心脏急性扩张。

5. 若抽出液体为血性积液，应先抽出 3~5 mL，如放置 5~10 min 不凝固，再行抽液。

6. 术中若患者感到不适，如心跳加快、出冷汗、头晕、气短等，应立即停止操作，做好急救准备。

7. 术后静卧 4 h，测脉搏、血压，每 30 min 测量 1 次，共 4 次，以后 24 h 内，每 2~4 h 测量 1 次。

8. 观察穿刺部位有无渗血，保护伤口，防止感染。

9. 冲洗导管每日 1 次，以防导管堵塞。

第六节 膀胱穿刺术

【目的】

在无菌操作下经皮穿刺，抽取患者膀胱内尿液，进行细菌培养，此方法可以避免导尿术及中段尿留取术中标本易被污染而引起尿培养假阳性的缺点。

【用物准备】

基础治疗盘1套、膀胱穿刺包1个、无菌手套1副、7号心内注射针1个、10 mL注射器1支、垫巾1块、酒精灯1只、火柴等。

【操作方法及程序】

1. 查对床号、姓名，向患者解释操作目的，以取得合作。

2. 嘱患者最大限度地憋尿。

3. 携用物至患者床旁或检查室，嘱患者平卧，臀下垫垫巾，叩诊其耻骨联合上为浊音，触诊此处患者有明显尿意时，方可进行穿刺。

4. 选择穿刺点为耻骨联合上缘1 cm正中部，触诊尿意最明显处，以2%碘酊、25%乙醇消毒皮肤，消毒直径为8~10 cm，点燃酒精灯。

5. 打开无菌盘，戴无菌手套，铺孔巾，暴露穿刺部位，将心内注射针头与注射器连接。

6. 右手持注射器，左手持无菌纱布固定针头，将针与皮肤成90°角缓慢进针，到产生落空感时，表明针已进入膀胱，抽取尿液10mL左右。

7. 拔出针头，按压针眼处2~3 min。

8. 取无菌培养瓶，瓶口及瓶塞在酒精灯火焰上方烧灼消毒，留取标本，送检。

9. 整理用物，嘱患者如厕排空尿液。

【注意事项】

1. 穿刺留尿标本前3日停用抗生素。

2. 不宜饮水太多或用利尿药，以免稀释尿液，影响结果，最好选择患者清晨第1次隔夜尿。

3. 穿刺前嘱患者憋足尿量，穿刺方能成功。

4. 腹膜炎、大量腹水、妊娠晚期患者一般不做此项检查。

第七节　骨髓穿刺术

【目的】

观察骨髓内细胞形态及分类，以协助诊断血液系统疾病，做骨髓细菌培养或涂片，检查某些寄生虫病，用于骨髓移植时骨髓采集。

【用物准备】

1. 物品准备　基础治疗盘1套、骨髓穿刺包、无菌手套、5 mL和20 mL注射器各1支、清洁干燥玻片6~8张、推片1张；如做骨髓培养另备细菌培养瓶、酒精灯、火柴。

2. 药品准备　局部麻醉药。

【操作方法及程序】

1. 查对床号、姓名，向患者解释操作目的，以取得合作。

2. 协助患者取适当体位，如在胸骨及髂前上棘穿刺，取仰卧位；在髂后上棘及棘突穿刺，取俯卧位或侧卧位；腓骨穿刺取侧卧位。

3. 暴露穿刺部位，打开骨穿包，戴无菌手套，协助术者消毒皮肤，铺无菌孔巾。

4. 协助术者抽取麻醉药。

5. 术者穿刺，抽吸骨髓，涂片，方法见《内科临床技术操作规范》。

6. 拔针，按压穿刺点，胶布固定。

7. 嘱患者适当卧床休息。

8. 整理用物。

【注意事项】

1. 穿刺时嘱患者保持固定的姿势，避免翻动。

2. 嘱患者术后平卧休息1~2 h。

3. 观察穿刺部位有无红肿、出血及感染征象。

4. 嘱患者3日内勿洗浴。

第八节　腰椎穿刺术

【目的】

1. 诊断性腰椎穿刺　了解脑血管疾病的颅内压，诊断有无蛛网膜下腔出血、脑出血，进行脑脊液生化、微生物学、细胞学检查。

2. 治疗性腰椎穿刺　放出血性、感染性、化学性脑脊液，椎管内注入抗生素或其他治疗性药物，脑脊液冲洗置换。

3. 检查性腰椎穿刺　椎管造影、气脑造影、脑脊液核素扫描、脑脊液鼻漏口检查、椎管 CT 增强扫描。

【用物准备】

1. 物品准备　基础治疗盘 1 套、无菌手套 2 副、胶布、腰椎穿刺压力管 1 个、腰椎穿刺包 1 个、5 mL 注射器 2 支、标本容器 2 或 3 个。

2. 药品准备　2%普鲁卡因或 2%利多卡因 2 支。

【操作方法及程序】

1. 查对床号、姓名，向患者解释操作目的，术后注意事项，以取得合作，协助患者排大小便。

2. 患者取侧卧位，躯体及下肢向前弯曲，使腰椎后凸。

3. 打开腰穿包，协助医生定位，配合常规消毒穿刺部位。

4. 协助医生戴无菌手套，抽取麻醉药进行局部麻醉。

5. 穿刺成功后，嘱患者全身放松，头略伸，双下肢半屈曲，平静呼吸；打开压力管，协助医生测脑脊液压力。

6. 需测初压、终压或做压力试验时配合医生完成。

7. 穿刺后局部盖以无菌纱布，协助患者去枕平卧休息。

【注意事项】

1. 术中观察患者的意识及生命体征的变化，如出现脑疝症状或病情突变，立即停止操作。

2. 对于躁动患者应进行四肢及体位固定或遵医嘱使用镇静药，防止穿刺针折断。

3. 穿刺注药过程中，观察意识、瞳孔、呼吸、脉搏、面色，发现异常立即停止操作，并协助抢救。

4. 穿刺结束后嘱患者去枕平卧 6 h。

5. 嘱患者多饮水，遇有腰痛或局部不适者多卧床休息。

6. 严格无菌操作，预防颅内、腰椎穿刺局部感染。

7. 腰椎穿刺后注意患者排尿情况及原发疾病有无加重。

8. 术后每 15~30 min 巡视 1 次，密切观察生命体征变化和药物刺激反应。

第九节　脑室穿刺术

【目的】

1. 用于诊断

（1）测脑室内压力，行脑室颅内压监护和检查脑脊液成分。

（2）同时行腰椎穿刺，了解脑室系统有无梗阻。

（3）行脑室造影术。

（4）脑室内注入酚磺酞或靛胭脂，根据腰椎穿刺色素出现的时间，或尿中排出酚磺酞量，判断脑积水的性质。

（5）颅后窝手术中脑室内注入靛胭脂，了解中脑导水管是否通畅。

2. 用于治疗

（1）阻塞性脑积水、颅内压增高出现脑疝等险情时，应迅速行脑室穿刺降低颅内压。

（2）开颅术揭开骨瓣后或颅后窝手术时虽应用脱水药物，但脑张力仍很高，切开硬脑膜有困难者行脑室穿刺减压。

（3）化脓性脑膜炎、脑脊液呈脓性，药物控制有困难时，行脑室穿刺，以大量生理盐水反复冲洗，然后注入抗生素治疗。

（4）行脑室引流或侧脑室–小脑延髓池、颈内静脉、腹腔等分流术。

注：行颅脑手术时在手术室进行；检查、紧急减压、注入药物时在检查室进行，在检查室行脑室穿刺需护士配合。

【用物准备】

1. 物品准备　基础治疗盘 1 套、脑室穿刺包 1 个、脑室穿刺用骨钻 1 把、弯盘 1 个（内放止血钳 2 把、胶布、砂锯）、无菌手套 1 或 2 副、治疗巾 2 块、测压管 1 套、排气针头 2 个、5 mL 注射器 2 支、引流管 1 套、引流瓶 1 个。

2. 药品准备　100 mL 生理盐水 1 或 2 瓶、灭菌注射用水 500 mL、2%普鲁卡因或 2%利多卡因 2 支。

【操作方法及程序】

1. 评估患者，查对床号、姓名，向患者解释操作目的，以取得合作。

2. 将手术部位备皮 10 cm 并清洗干净。

3. 协助医生为患者摆好体位，根据穿刺部位取平卧或侧卧位，暴露手术区域。

4. 双手固定患者头部，防止头部摇动。对意识不清或小儿患者，应予约束。

5. 协助医生消毒手术区域。

6. 配合医生铺孔巾时，注意防止遮盖患者口、鼻，以免影响呼吸。

7. 协助医生抽取麻醉药并进行手术区域点状麻醉。

8. 按照手术步骤为医生递手术刀、骨钻、测压管、手术针、缝线、引流管、引流瓶等。

【注意事项】

1. 严格无菌操作，防止颅内感染。

2. 穿刺过程中患者如有躁动或不配合时，遵医嘱使用镇静药，防止损伤脑组织。

3. 手术中应严格观察患者的意识及生命体征，发生变化时马上通知医生紧急处理。

4. 记录引流液的颜色、性质和量。需冲洗或注入药物时协助医生将生理盐水、灭菌注射用水、药物等倒入无菌弯盘内。

5. 需持续引流的患者协助医生固定引流瓶。

6. 遵医嘱观察引流管是否通畅，如引流不畅或头皮处渗液及时通知医生。

7. 检查穿刺点有无渗血情况并用胶布固定。

第十节　胃镜检查

【目的】

1. 诊断食管、胃、十二指肠疾病。

2. 取异物、息肉摘除、胃镜下止血等。

【用物准备】

1. 物品准备　内镜、冷光源、吸引器、内镜台车、治疗车、基础治疗盘、注射器、弯盘、牙垫、手套、纱布、纸巾、垫巾、管道清洁刷、活检钳、标本固定瓶、黏膜染色剂、喷洒导管、小毛巾、含酶洗涤剂、消毒液。

2. 药品准备　镇静药、解痉药、祛痰剂、咽喉麻醉药、生理盐水。

【操作方法及程序】

1. 评估患者，查对床号、姓名，向患者解释操作目的，以取得合作。

2. 术前准备

（1）仪器设备准备

1）把内镜与光源、吸引器、注水瓶连接好，瓶内应装有 1/3～1/2 生理盐水。

2）用擦拭镜纸将物镜、目镜擦拭干净。

3）检查内镜角度控制旋钮、注水、注气、吸引等功能及光源系统是否正常。

4）电子镜应做对白平衡调节。

（2）患者准备

1）检查前需禁食、禁水、禁药 6 h。

2）检查前去掉可摘义齿、眼镜，解开衣领、腰带。

3）询问有无青光眼、高血压、心脏病及药物过敏史，如有以上情况应与检查医生取得联系。

4）于检查前 10 min 进行咽喉麻醉。

5）患者取左侧卧位，腿屈曲躺在诊断床上，在患者颌下放一弯盘。

6）嘱患者张口咬住牙垫。

3. 术中配合

（1）检查过程中注意密切观察患者反应，发现异常情况及时向医生报告，并遵医嘱做处理。

（2）如术中取活检及治疗，按《内科临床技术操作规范》予以配合。

（3）检查结束时，应用纱布将镜身外黏液擦掉，并嘱患者将口腔内容物吐出，给患者纸巾擦拭。

4. 术后处理

（1）每位患者检查结束后，均要对内镜进行严格的清洗及消毒。

（2）内镜清洗消毒步骤见《消毒技术规范》（2002 年版）。

【注意事项】

1. 胃镜检查结束 2 h 后，嘱患者先饮水，若无呛咳及异物感再进半流食，勿进过热食物，对取活检或咽喉部及上腹部不适者，2 h 后尝试进食，避免过热及刺激性食物，宜进清淡半流或冷流食。

2. 胃镜检查和治疗后注意有无腹痛、呕血或黑便，发现异常及时通知医生。

第十一节 双囊三腔管操作

【目的】

双囊三腔管应用于食管、胃底静脉曲张破裂患者的压迫止血。

【用物准备】

双囊三腔管、止血钳 3 把、无菌手套、弯盘 1 个、治疗碗 1 个、注射器（5 mL、20 mL、50 mL 各 1 支）、纱布、液状石蜡、棉签、线绳、蝶形胶布、垫巾、0.5 kg 重物 1 个、滑轮牵引固定架、血压计等。

【操作方法及程序】

1. 查对床号、姓名，向患者解释操作目的，以取得合作。

2. 操作前检查胃囊、食囊充气情况，如有无漏气和充气气囊有无偏移，检查合格后抽尽气囊气体。

3. 协助患者取侧卧位，颌下垫一垫巾，用棉签清洁鼻腔。

4. 用液状石蜡润滑双囊三腔管前端和双气囊。

5. 操作方法见《内科临床技术操作规范》。

6. 插管成功后自胃管抽尽胃液后，将胃囊注气 200~300 mL，测量压力 50~70 mmHg（1 mmHg=0.133 kPa），拉紧后用蝶形胶布将管固定在患者面部，协助患者平卧后，用线绳将双囊三腔管通过滑轮支架和重物牵拉至床尾。

7. 双囊三腔管固定后，严密监测生命体征和抽吸胃液，医生酌情将食囊充盈，一般注气 80~120 mL，压力 30~40 mmHg。

8. 压管期间，每 2 h1 次抽吸胃管，每 4 h1 次测量气囊压力，并严密监测生命体征，并做好记录。

9. 出血停止后，遵医嘱放松牵引或放去气囊气体，继续观察，无继续出血后由医生决定拔管时间。

10. 拔管前，将气囊内余气抽净，给患者口服液状石蜡 20~30 mL，慢慢拔出双囊三腔管。

【注意事项】

1. 使用双囊三腔管前应检查管和囊的质量，橡胶老化或充盈的气囊形状偏移不成球形者不宜使用。

2. 压管期间注意观察患者鼻腔部位双囊三腔管的刻度，一般成年人置管深度为55~65 cm，但一般进口管上标记的刻度自胃囊部位开始，则患者鼻部刻度应为40~50 cm。因此，插管前务必检查双囊三腔管上的刻度标记，并记录好插管深度。

3. 气囊压迫期间须密切观察脉搏、呼吸、血压的变化，胃囊充气不足、漏气或牵拉过大，会出现双囊三腔管向外滑脱，气囊压迫咽喉部，会导致患者呼吸困难，甚至窒息，应紧急处理。

第十二节　自体腹水浓缩回输术

【目的】

自体腹水浓缩回输术用于难治性腹水的治疗，减轻腹水患者的腹胀症状，减少因大量放腹水而造成的蛋白质丢失。

【用物准备】

1. 物品准备　基础治疗盘1套、腹水浓缩机1台、腹水浓缩器1副、动静脉血液管1根、一次性大静脉营养袋（3000 mL）1或2个、无菌手套2副、无菌排气针头2个、5 mL注射器2个、洁净瓶塞1个、输液网套2个。

2. 药品准备　2 mg地塞米松1或2支，12500 U肝素1支、500 mL生理盐水2瓶。

【操作方法及程序】

以FCN-01型腹水超滤浓缩机为例。

1. 紫外线消毒治疗室。

2. 洗手，戴口罩，在治疗室内准备用物。

3. 查对床号、姓名，向患者解释操作目的，以取得合作。

4. 腹水浓缩机器的准备

（1）打开电源开关。

（2）打开控制开关。

（3）打开滚压泵，调节流量242~252 mL/min。

（4）打开负压泵，调节工作压力 24.5~28.5 kPa。

（5）选择记忆键，关闭滚压泵。

（6）戴无菌手套，安装腹水浓缩器与动静脉血液管（腹水浓缩器蓝色接头向上，红色接头向下，动静脉管红色接头为入管，蓝色接头为出管，粗管在滚压泵位置），胶塞塞在浓缩器的下方。

（7）将 500 mL 生理盐水 2 瓶，消毒后挂在腹水浓缩机的挂钩上，将动静脉血液管上端针头插入，并插入排气针头，冲洗腹水浓缩器和动静脉血液管。

5. 按腹腔穿刺术操作规程为患者放腹水，将腹水引流入大静脉营养袋中。

6. 腹水浓缩

（1）在装有患者腹水的大静脉营养袋中注入 12500 U 的肝素 1 支后，关闭调节夹，挂在腹水浓缩机的挂钩上，与动静脉血液管相连，打开营养袋上的调节夹。

（2）打开滚压泵，开始浓缩运行，将腹水浓缩至总量的 1/10~1/8 后关闭滚压泵开关，再关闭运行开关，关闭营养袋上的调节夹，将营养袋与动静脉管分离，取下浓缩的腹水。

7. 由治疗护士按常规输液法，用输液器将浓缩的腹水通过静脉输入患者体内，同时将地塞米松 2 mg 从输液器滴壶注入。

8. 将腹水浓缩器与动静脉管取下，按医用垃圾处理；将引流瓶中液体倒掉，清洗引流瓶后用含有效氯为 0.1% 的消毒液浸泡，以备下次使用。

【注意事项】

1. 癌性腹水、血性腹水、食管胃底静脉重度曲张有活动性出血倾向或有出血史的患者、腹腔感染及心功能不全者为腹水浓缩回输的禁忌证。

2. 腹腔穿刺后的腹水标本送常规化验检查，白细胞计数 $<30×10^3/mL$ 方可进行回输。

3. 进行腹腔穿刺和腹水浓缩过程中应严格执行无菌操作。

4. 浓缩后的腹水不宜放置过久，以防污染和细菌生长繁殖；浓缩后的腹水应为浅黄色，如发现腹水颜色发黑，有絮状物、沉淀物时，应考虑被污染不能再回输给患者。

5. 给患者进行浓缩腹水静脉回输时注意控制滴速，要严密观察病情，注意患者主诉，如有寒战、发热应立即停止腹水回输，按输液反应处理。

6. 在腹水浓缩过程中，腹水浓缩机下端引流瓶中的滤出液应及时清理。

第十三节　体位引流术

【目的】

帮助排痰，维持呼吸道通畅。

【用物准备】

软枕 3 个、木椅、可调节床、痰杯、毛巾、水杯。

【操作方法及程序】

1. 查对床号、姓名，向患者解释操作目的，以取得合作。

2. 根据肺部病变的部位，协助患者取相应肺段支气管引流的体位（表 1-1），使该肺段支气管内的痰液，借助重力作用，顺体位由气管排出。

表 1-1　肺段支气管顺位排痰体位

病变部位	体位
A. 左上叶后段：	右侧卧位或俯卧位，上半身向左上转 1/4，右臂后伸，用 3 个枕头使头部及肩部抬起。
B. 下叶后基底段：	适用于缺少卧架、床位狭小的病房，床边地上放泡沫塑料垫，上放枕头。患者横卧，前臂倚地板上的枕头，双腿搁床上，躯干前倾约 45°俯卧于卧架上，全身松弛，头略偏向一侧，枕于手上，卧架应固定成 90°角俯卧，腹下垫枕，此法用于上述两法不适用时，床尾抬高 45~50 cm。
C. 下叶基底段：	患者仰卧位，膝下垫枕，使腹肌松弛，床尾抬高 45~50 cm。
D. 下叶尖段：	患者俯卧，取腹下垫枕。
E. 左下叶侧基底段：	患者取右侧卧位，垫枕以保持脊柱平直，右肩勿靠枕头之上，床尾抬高 45~50 cm。
F. 右上叶后段：	患者取左侧卧位或俯卧位，上半身向右上转 1/4，左臂向后方伸展，头部及腹侧用枕支持。
G. 上叶前段：	患者仰卧，膝下垫枕，以助腹肌松弛。
H. 下叶侧基底段：	患者仰卧，向右侧转 1/4，左侧上位，屈膝以松弛腹肌，床尾抬高 30 cm，拍击患区胸壁促使分泌物排出。
I. 右中叶：	应以右侧上位，及床尾抬高 30 cm。

3. 嘱患者先做深呼吸运动，然后鼓励患者咳嗽，以促使痰液引流，必要时协助叩背排痰。

4. 如痰液黏稠不易排出者，遵医嘱先予雾化吸入或用祛痰药后再行引流。

5. 记录排出的痰量及性质，必要时送检。

【注意事项】

1. 体质虚弱、严重心功能不全或大咯血者慎用。

2. 引流过程中患者如果出现胸闷、呼吸困难、心悸、大汗时应停止引流，卧床休息。

3. 明确病灶部位后采取相应引流体位。使病变肺叶处于高处，引流支气管开口向下，对病变广泛者，可轮流采取若干体位进行引流。

4. 引流通常多在早饭前及晚间睡眠前进行，每次 10~15 min。

5. 每次引流后指导患者进行深呼吸运动和有效咳痰。

6. 备好吸痰装置，必要时吸痰。

第十四节 双重血浆置换术

【目的】

排除体内致病因子，排除血浆异常免疫成分，达到治疗某些疾病的目的。

【用物准备】

1. 物品准备 基础治疗盘 1 套、垫巾 1 块、止血带 1 根、冲洗管 1 根、网套 10 个、16 号穿刺针 2 根、治疗巾 1 块、透析机 1 台、单泵 1 个、血浆分离器 1 个、血浆成分分离器 1 个、透析管路 2 套、贮废弃血浆瓶 1 个。

2. 药品准备 新鲜血浆、人血清白蛋白若干、抗凝药、无菌生理盐水 10 瓶。

【操作方法及程序】

1. 查对床号、姓名，向患者解释操作目的，以取得合作，并让其排小便。

2. 开机，调试机器至准备状态。

3. 连接血浆分离器、血浆成分分离器及管路，并用生理盐水排尽空气，肝素盐水分别预冲分离器膜内、膜外。预冲膜外流速 40~60 mL/min。

4. 选择血管，穿刺，建立血管通路（同"血液透析穿刺方法"）。

5. 连接穿刺动脉端，将血引至体外，遵医嘱注射适量肝素，流经血浆分离器、血浆成分分离器，经静脉段回输体内，部分废弃血浆遵医嘱执行。测血压并记录。

6. 严格掌握血流速度，通常流经血浆分离器的血流速为 100~150 mL/min，流经血浆成分分离器的血流速为 30~40 mL/min。

7. 治疗时间通常 3 h, 其间遵医嘱静脉大量补充血浆乳清蛋白。

8. 治疗结束后, 常规消毒穿刺点, 拔掉动脉穿刺针, 将外循环血液及血浆全部输回体内, 拔掉静脉穿刺针, 压迫止血。测血压并记录。

【注意事项】

1. 严密观察生命体征变化, 测血压、脉搏、呼吸, 每 15~30 min 测量 1 次。

2. 观察血浆分离器、血浆成分分离器有无破膜现象, 如发生破膜应及时更换滤器。

3. 观察滤器有无凝血现象。

4. 观察患者穿刺部位有无渗血、血肿, 有无寒战、发热等变态反应, 发生病情变化, 及时通知医生, 及时处理。

5. 严格掌握血浆出入量, 观察病情, 防止低血压发生。

第十五节 漂浮导管插入术

【目的】

漂浮导管插入术是为了对急性心肌梗死或其他危重患者的中心静脉压、肺小动脉楔压、每搏量、心排血量等血流动力学指标进行监测, 以观察、判定病情和指导治疗, 观察疗效。

【用物准备】

1. 物品准备 基础治疗盘 1 套, 压力连接管, 三通, 输液器, 无菌手套, 注射器若干支, 18 号穿刺针 1 支, 多功能监护仪、除颤器、压力传感器及其测压管 1 套, 漂浮导管 1 套, 敷料包 1 个 (内有无菌手术衣 2 件、中单 2 条), 器械包 1 个 (持针器 1 把、缝合针及线、无菌镊 1 把、手术刀片 1 个、治疗巾 10 块、大纱球 6 个), 抢救器材。

2. 药品准备 2% 利多卡因 10 mL、1:1000 肝素盐水 1000 mL、生理盐水 1000 mL 及急救药品。

【操作方法及配合】

1. 查对床号、姓名, 向患者解释操作目的及注意事项, 以取得合作。

2. 导管插入前的准备: 常规给患者心电监护、建立静脉通道、鼻导管吸氧、床旁备有必要的抢救器材。配合医生消毒皮肤、铺无菌巾, 用肝素盐水冲洗穿刺器械、连接管及导管。

3. 操作方法见《内科临床技术操作规范》。

4. 漂浮导管插入成功后协助包扎固定。

5. 配合术者监测漂浮导管

（1）协助测量肺动脉压及中心静脉压时 将测压系统连接于所需测压的管腔上，打开压力传感器的三通开关通大气，校正零点后测压。

（2）协助测肺毛细血管嵌压时 先将气囊注入 1.5 mL 气体后，再按上述步骤进行测压。

（3）协助测心排血量时 需两人同时进行，即一人操作机器，一人快速注射 0~5 ℃的冰盐水 5 mL，以液体与血液的温度差来测定心排血量。

注：正常值为右房压 0~8 mmHg；右室压 20~25/0~8 mmHg；肺动脉压 20~25/8~14 mmHg；肺毛细血管楔压 6~12 mmHg。

【注意事项】

1. 严格无菌操作，应严密监测心电、血压变化。

2. 注意保持导管通畅，防止血栓形成，持续用肝素生理盐水冲洗，滴速 5~10 滴/min，每隔 1~2 h 用 1∶1000 肝素生理盐水冲洗导管 1 次，每次 2~3 mL，当冲管时遇有阻力，切忌用力推注液体，以防栓子脱落造成栓塞。

3. 嘱患者插管肢体保持伸直位，不能过度弯曲，移动体位时，动作应慢，不可过度牵拉管道，以防管道脱落移位。如有脱落移位，切忌用手直接将导管向内推送。

4. 注入冰水的速度应快而匀，一般 5 mL 液体应在 3 s 内注射完毕，此操作应重复 3 次，取其平均值并记录。

5. 测量肺毛细血管楔压后应及时放出气体，以免因气囊充盈将肺小动脉嵌入时间过长，而引起局部肺组织损伤。

6. 导管保留期间（一般 1 周左右），应每日消毒并更换穿刺部位敷料。

第十六节　三向瓣膜式 PICC 置入术

【目的】

用于 5 日以上的中、长期输液治疗和/或静脉输注刺激性药物如化疗药物、高渗性药物、黏稠性液体以保护患者外周静脉，减轻痛苦。

【用物准备】

1. 物品准备　基础治疗盘 1 套、无菌穿刺包 1 个、无菌手套 1 副、外周中心静脉导管（PICC）1 套、无菌治疗巾 1 包、10 mL 注射器 1 支、20 mL 注射器 2 支、无菌透明贴膜、垫巾 1 块、止血带 1 根、胶贴 1 包、胶布 1 卷、卷尺 1 个。

2. 药品准备　生理盐水 100 mL。

【操作方法及程序】

1. 洗手，戴口罩和圆帽，推车至患者床旁，查对床号、姓名，向患者解释操作目的，以取得合作。

2. 常选择贵要静脉、肘正中静脉、头静脉用以输注液体。

3. 患者预穿刺侧手臂与身体成 90° 角，测量自穿刺点至右胸锁关节，然后向下至第 3 肋间。

4. 在治疗车上铺无菌治疗巾，打开 PICC 套件、注射器，戴无菌手套，抽取生理盐水，在患者手臂下铺无菌治疗巾。

5. 将注射器连接到导管支撑导丝的路厄孔头，预冲导管连接器、肝素帽并连接穿刺针、排气，备用。

6. 用碘伏、乙醇各 3 遍对皮肤进行消毒。消毒范围是以穿刺点为中心，上下各 10 cm（直径 20 cm），两侧到臂缘。

7. 扎止血带，打开无菌穿刺包，术者戴无菌手套，铺无菌孔巾。静脉穿刺见回血后，保持针芯位置，向前推进插管鞘，松开止血带，轻压入点处血管的上方以止血，从插管鞘内撤出穿刺针。

8. 以左手固定插管鞘，右手将导管插入插管鞘，缓慢、匀速地推进导管。当导管头部到达患者肩部时，嘱患者将头向穿刺侧转 90° 并低头（用下颌贴近肩部，以避免将导管误插至颈静脉）。当插入预测长度后，从静脉内撤出插管鞘，在穿刺点的远端轻压住静脉以保持导管的位置，缓慢地将支撑导丝撤出。

9. 保留体外 5 cm 导管，同时使用无菌剪，以 90° 角剪断导管，并检查导管断端是否平整。

10. 将减压套筒上的沟槽与连接器的翼形部分的倒钩对齐锁定。

11. 用注射器抽吸至有回血，再用 20 mL 生理盐水以脉冲方式冲管，正压封管，最后连接肝素帽。

12. 将导管出皮肤处逆血管方向盘绕成流畅的 S 形，在穿刺点处垫以纱布，其上用透明贴膜固定。透明贴膜覆盖到连接器的翼形部分的一半，然后用胶布以蝶形交叉固定连接器和碳素帽。

13. 整理用物。

14. 拍胸片确定导管位置。

【注意事项】

1. 严格无菌操作，防止穿刺部位感染。

2. 操作中保持患者穿刺侧手臂与身体成 90°角。

3. 当导管在推进过程中遇有阻力时，可冲一些生理盐水，使导管末端漂浮起来，易于推进，禁止用暴力。

4. 术后 24 h 内更换贴膜，并观察局部出血情况，以后酌情每周更换 1 或 2 次。

5. 定期检查导管位置，导管头部定位，流通性能及固定情况。

6. 每周用生理盐水 10 mL 冲管，并以脉冲方式进行，在注射最后 0.5 mL 时，边推活塞边撤注射器，以达正压封管。在使用和维护导管的过程中，请勿使用小于 10 mL 的注射器。

7. 当导管发生阻塞时，可试用尿激酶边推边拉的方式溶解导管内的血凝块，严禁将血块推入血管。

8. 患者置入 PICC 侧手臂不提重物、不做引体向上、托举哑铃等持重锻炼，并需避免游泳等会浸泡到无菌区的活动。

9. 治疗间歇期每 7 日对 PICC 进行冲洗，更换贴膜、肝素帽等，注意不要遗忘。

10. 嘱患者注意针眼周围有无发红、疼痛、肿胀、渗出。如有异常应及时联系医生。

第十七节　腹膜透析术

【目的】

利用腹膜的半透膜功能，使透析液与腹膜毛细血管内的血液之间进行物质交换，清除代谢产物与过多水分，纠正水、电解质和酸碱平衡，保持机体内环境恒定。

【用物准备】

以百特双联系统为例。

腹膜透析液 1 袋、一次性碘伏帽 1 只、管路蓝夹子 2 个、75% 乙醇、输液架、台秤 1 架、塑料筐 1 个、清洁擦布 1 块。

【操作方法及程序】

1. 查对床号、姓名，向患者解释操作目的，以取得合作。

2. 带患者到专门的腹膜透析房间，对于卧床患者，护士应携用物至床旁。

3. 用 75% 乙醇擦拭操作台，从恒温箱中取出腹膜透析液（37~38 ℃），用 75% 乙醇擦拭外包装，称重并记录。

4. 洗手、戴口罩，打开腹膜透析液外包装，取出双联系统，检查接口拉环、管路、出口塞、腹膜透析液袋是否完好无损，腹膜透析液是否澄清，浓度、剂量是否正确，如需添加药物，按医生处方将其加入腹膜透析液中。

5. 悬挂腹膜透析液，高于患者腹部 50~60 cm，将引流袋放于塑料筐内，置于低于患者腹部 50~60 cm 的位置，夹闭入液管路。

6. 左手同时持短管和双联系统接口，右手拉开接口拉环弃去，取下短管的碘伏帽弃去，迅速将双联系统与短管相连，连接时将短管口朝下，旋拧外管路至与短管完全密合。

7. 打开短管开关，保持接口处无菌，开始引流，同时观察引流液是否浑浊，引流完毕，关闭短管开关。

8. 折断腹膜透析液出口塞，打开入液管路夹子 5 s，观察腹膜透析液流入引流袋，夹闭出液管路。

9. 打开短管开关灌注腹膜透析液，灌注结束后关闭短管开关，夹闭入液管路。

10. 取一次性碘伏帽，将短管与双联系统分开，将短管口朝下，旋拧碘伏帽至完全闭合，将短管妥善固定。

11. 称量透出液，做好记录，整理用物，腹膜透析液按引流液处理方法进行消毒处理。

【注意事项】

1. 腹膜透析应严格无菌操作，最好在专门的房间进行，病室内操作应每日紫外线消毒。

2. 腹膜透析液悬挂不宜过高，以防压力过大损伤腹膜。

3. 灌注时速度应慢，透析液温度适宜。

4. 详细记录每一次入液量和出液量及尿量，以观察腹膜透析效果。

5. 如发现流出液浑浊或同时伴有发热、腹痛应及时与医生联系，留取透析液标本送检，按医嘱进行相应处理。

6. 发现引流液中有絮状物或血块阻塞引流不畅时及时汇报医生，遵医嘱给予肝素或尿激酶入腹膜透析液，并保留 2 h。切不可抽吸，以免将大网膜吸入腹透管微孔。

7. 观察导管出口处有无感染，如有红、肿、热、分泌物，应及时留取分泌物培养并做药物敏感试验，及时应用抗生素。

8. 排液不畅时，应检查管路有无打折、堵塞、漂浮。

9. 胸、腹部大手术 3 日内，妊娠、肿瘤晚期患者不宜做此项治疗。

第十八节　血液透析术

【目的】

清除体内多余水分及代谢废物（如尿素氮、肌酐等）或毒物，纠正水、电解质紊乱与酸碱失衡，以治疗急慢性肾衰竭和某些药物或毒物中毒等疾病。

【用物准备】

1. 物品准备　基础治疗盘 1 套、垫巾 1 块、止血带 1 根、冲洗管 1 根、网套 2 个、透析机 1 台、透析器 1 个、透析管路 1 套、16 号穿刺针 2 个、棉签数包、治疗巾 1 块、止血钳 4 把、巾钳 1 把、20 mL 空针 1 个、胶布 6 条、创可贴 2 贴、纱球 2 个、弹力绷带 2 副。

2. 药品准备　无菌生理盐水数瓶，抗凝药肝素 1 支或达肝素 1 支，A、B 透析液，备齐急救物品。

【操作方法及程序】

1. 查对床号、姓名，向患者解释操作目的，以取得合作，测体重。

2. 开机，连接 A、B 透析液，调试机器至准备状态。

3. 连接透析器及管路，用生理盐水预冲透析管路每个环节，排尽空气；连接空气、静脉压等监测器。

4. 患者仰卧位，选择内瘘及静脉穿刺点，铺治疗巾，常规消毒，穿刺、固定，静脉注射首剂肝素。

5. 连接动脉穿刺针，固定。打开夹子，开泵，将血引至静脉壶时关泵。以止血钳夹住静脉管，排尽空气，并接静脉穿刺针，打开夹子、巾钳固定，打开静脉压监测夹子，开泵，将血流速由小到大逐渐调至 100~200 mL/min，遵医嘱设置治疗数据。

6. 每小时测血压、脉搏，观察病情变化并记录。

7. 治疗时间遵医嘱，通常为 3~5 h。

8. 治疗结束，消毒穿刺点，拔出穿刺针，动静脉穿刺点以创可贴敷盖，上置纱球，并以弹力绷带加压固定 30 min。测体重。

【注意事项】

1. 严格执行无菌操作。

2. 严密观察意识、血压、脉搏、体温变化，注意有无低血压、发热、高血压及心律失常。

3. 观察透析器及管路有无凝血、漏血，穿刺部位有无渗血、穿刺针脱落。

4. 透析结束回血时，用生理盐水回血，禁止打开气泡监测夹子，严防空气进入体内。

5. 无肝素透析患者，平均每 20~30 min 用 100~200 mL 生理盐水冲洗管路，观察管路有无凝血现象，如果凝血严重，需立即结束透析。

6. 在透析过程中，除特殊医疗外，尽量不输血液制品或黏稠度较高的液体，防止阻塞透析器，造成凝血现象。

第十九节　药浴

【目的】

保持无菌环境不被污染，清洁患者皮肤，减少移植患者外源性感染。

【用物准备】

1. 物品准备　浴盆 1 个，椅子 1 把，无菌毛巾 1 条，无菌衣裤 1 套，无菌口罩、帽子 1 套。

2. 药品准备　氯己定粉。

【操作方法及程序】

1. 患者药浴前 1 日理发、剪指（趾）甲、备皮、洗澡。

2. 使用前用肥皂水及清水将浴盆清洗干净，然后用消毒液消毒，再用紫外线照射 1 h。

3. 查对床号、姓名，向患者解释操作目的，以取得合作。

4. 用 1∶2000 氯己定溶液浸泡 20 min，用棉签擦拭脐部、耳郭部，对皮肤皱褶处（如腋下、腹股沟、会阴部等）反复擦拭。

5. 药浴完毕用无菌毛巾擦干，戴无菌口罩、帽子，穿无菌衣裤进入层流室。

【注意事项】

1. 监测浴室细菌数，如有细菌生长必须严格熏蒸及消毒。

2. 注意保持水温和保暖，防止患者受凉。

3. 护士要守候在门口，不得离开；不能自理的患者，护士要协助其药浴。

4. 随时观察病情变化，如有无头晕、心慌、面色苍白等；防止虚脱、滑倒、摔伤。

5. 观察患者消毒的部位是否浸在消毒液中。

6. 药浴后应做皮肤（如腋下、腹股沟等）细菌培养。

第二十节　重症肌无力药物试验（新斯的明试验）

【目的】

协助诊断重症肌无力及辨别重症肌无力危象的性质。

【用物准备】

1. 物品准备　基础治疗盘1套、2 mL注射器、20 mL注射器、秒表、卷尺。

2. 药品准备　新斯的明及阿托品注射液。

【操作方法及程序】

1. 遵医嘱在治疗室准备用品及药物。

2. 两人查对后和医生一起推治疗车至患者床旁。

3. 选择三角肌或可行皮下注射的部位常规消毒。

4. 按医嘱行皮下注射，将新斯的明于0.5 min内注射完毕，拔出针头，开始计时。指导患者进行眼肌疲劳试验，即睁闭眼50次。

【注意事项】

1. 新斯的明可引起平滑肌强烈收缩而致恶心、呕吐和腹痛（冠心病患者忌做本试验）。

2. 注射新斯的明后每隔10 min观察1次肌无力症状，共1 h，如注射后1 h内肌无力症状显著改善，可确定诊断。

3. 观察生命体征和肢体肌力变化，有异常时立刻通知医生，备好抢救药品。

第二十一节 胰岛素（低血糖）兴奋生长激素试验

【目的】

利用一种标准量的胰岛素引起低血糖，以检测生长激素（GH）的储备功能，亦可同时测定垂体-肾上腺轴功能。此试验对生长激素缺乏性侏儒症具有诊断意义。

【用物准备】

1. 物品准备 基础治疗盘 1 套、垫巾 1 块、止血带 1 根、头皮针 1 个、胶贴 1 包、输液器 1 个、网套 1 个、5 mL 注射器 7~10 支、1 mL 注射器 1 支、试管 4 个。

2. 药品准备 普通胰岛素、生理盐水 200 ~ 500 mL、25% 或 50% 葡萄糖溶液 60~100 mL。

【操作方法及程序】

1. 查对床号、姓名，向患者解释操作目的，以取得合作。

2. 夜间卧床 6 h 以上，同时禁食至试验结束。

3. 以生理盐水 100~200 mL 准备密闭式输液，按医嘱将试验用普通胰岛素抽好。

4. 行静脉穿刺抽血（用以检查血糖和生长激素）后接上液体，遵医嘱静脉注射普通胰岛素（如生长激素缺乏性侏儒症按 0.1 U/kg 计算；肥胖、肢端肥大症、库欣综合征、糖尿病者，按 0.3 U/kg 计算）。

5. 于注射后 30 min、60 min、90 min 分别采血测定血糖和生长激素。

【注意事项】

1. 密切观察患者的意识、血压、脉搏变化。

2. 如有明显的低血糖反应，应立即静脉注射 50% 葡萄糖溶液 20~40 mL 或进食，不需中断试验。

3. 如出现心绞痛、休克或意识丧失者，应立即终止试验，遵医嘱静脉滴注 50% 葡萄糖溶液 60 mL，同时从另一侧臂抽血查血糖，如患者还不能恢复时，遵医嘱应静脉注射胰升糖素 0.5~1 mg。

4. 输液管接上三通，每次抽血前先用注射器抽血 0.5 mL 将血液弃去，再用另一注射器抽血检查。抽血后，将输液的液体速度放快，将针头及三通内血液冲净（以免血细胞凝集后堵塞）后，再将滴速减慢至 12~15 滴/min。

5. 试验结束后，立即饮用 20 g 葡萄糖水，然后进早餐，如患者有垂体功能低下的可能，应加服泼尼松 5 mg，当天每 4 h 进餐 1 次。

6. 有癫痫、严重低血糖发作史、心脑疾病者禁止做此试验。

第二十二节　葡萄糖抑制生长激素试验

【目的】

下丘脑生长激素（GH）神经元上有调节生长激素分泌的糖受体，葡萄糖负荷后，通过下丘脑糖受体抑制促生长激素释放激素（GHRH）的分泌或兴奋生长激素（SS）的分泌，使垂体生长激素的分泌减少。

【用物准备】

1. 物品准备　基础治疗盘 1 套、胶贴 1 包、垫巾 1 块、止血带 1 根、5 mL 注射器 5 支、玻璃、塑料试管各 4 个。

2. 药品准备　葡萄糖粉 100 g。

【操作方法及程序】

1. 查对床号、姓名，向患者解释操作目的，以取得合作。

2. 夜间卧床 6 h 以上至试验结束。

3. 葡萄糖粉 100 g 用 300 mL 开水溶解，待抽取患者空腹血后，3~5 min 内喝完，从喝第一口糖水开始记录时间，服糖后 30 min、60 min、120 min、180 min 采血测定血糖和生长激素。

【注意事项】

1. 服糖后有呕吐者应终止试验。

2. 试验结束前勿进其他任何食物。

3. 试验期间应尽量卧床休息，切勿剧烈活动，以免影响结果。

4. 标本注明时间顺序及时送检。

第二十三节　促甲状腺激素释放激素兴奋垂体催乳素试验

【目的】

垂体催乳素（PRL）细胞上有促甲状腺激素释放激素（TRH）受体，TRH 可以兴奋

PRL 细胞分泌垂体催乳素。通过注射一定剂量外源性 TRH，可以观察 PRL 细胞的储备功能。

【用物准备】

1. 物品准备　基础治疗盘 1 套、止血带 1 根、胶贴 1 包、垫巾 1 块、5 mL 注射器 5 支、普通试管 4 个。

2. 药品准备　生理盐水 2 mL、TRH 200 μg。

【操作方法及程序】

1. 查对床号、姓名，向患者解释操作目的，以取得合作。

2. 患者清晨空腹，卧床休息，在基础状态（即未进行任何活动）下进行。

3. 抽取对照血后，遵医嘱将已稀释好 TRH 药液（TRH 200 μg 溶于 2 mL 生理盐水）迅速推注完毕并记录时间。

4. 注射后 15 min、30 min、60 min、90 min 各采血 2 mL，检测 PRL。

【注意事项】

1. 注射药液剂量要准确，注射时勿漏出血管外，以免影响结果。

2. 有心脏病者慎行此试验。

3. 注射 TRH 可引起心悸、恶心和尿急感等反应，但一般不严重。

第二十四节　促肾上腺皮质激素兴奋试验

【目的】

利用外源性促肾上腺皮质激素对肾上腺皮质的兴奋作用，测定肾上腺皮质的最大反应能力，即储备功能，从而判断肾上腺皮质功能是否亢进、减低或丧失，也可鉴别肾上腺皮质功能减退是原发的还是继发的。

【用物准备】

1. 物品准备　基础治疗盘 1 套、垫巾 1 块、止血带 1 根、头皮针 1 个、胶贴 1 包、输液器 1 个、网套 1 个、留 24 h 贮尿罐 2 个。

2. 药品准备　5% 葡萄糖溶液 500 mL、促肾上腺皮质激素 25 U。

【操作方法及程序】

1. 查对床号、姓名，向患者解释操作目的，以取得合作。

2. 一日法

（1）试验前 1 日取血测血皮质醇并收集 24 h 尿测定尿游离皮质醇（UFC）或 17-羟、17-酮作为对照。

（2）试验日遵医嘱静脉滴注促肾上腺皮质激素，将促肾上腺皮质激素 25 U 溶于 5% 葡萄糖溶液 500 mL 中，从 8：00~16：00 均匀滴入。

（3）次日晨取血测定血皮质醇。

（4）从静脉滴注促肾上腺皮质激素当日开始收集 24 h 尿以测定 UFC 或 17-羟、17-酮。

3. 三日法

（1）试验前 1 日取血测血皮质醇，收集 24 h 尿测定 UFC 或 17-羟、17-酮作为对照。

（2）遵医嘱从第 2 日开始将促肾上腺皮质激素 25 U 溶于 5% 葡萄糖溶液 500 mL 中均匀滴入 8 h，连续 3 日。

（3）连续收集滴注促肾上腺皮质激素 3 日的 24 h 尿测定 UFC 或 17-羟、17-酮，并每日取血 1 次测血皮质醇。

【注意事项】

1. 少数患者对促肾上腺皮质激素过敏，严重者可致过敏性休克，应立即停止试验并采取急救措施。有过敏史者，试验前做皮肤过敏试验。

2. 促肾上腺皮质激素制剂不纯可含有血管升压素，滴注后可引起水潴留。

3. 试当日应避免各种应激反应。

4. 女性患者进行此试验应避开经期，以免影响留尿及结果。

5. 留取 24 h 尿标本，应根据检验方法加用 10 mL 防腐剂，并准确记录尿量。

第二十五节 呋塞米激发试验

【目的】

通过改变血容量（如卧位与立位）及使用一定剂量的排钠利尿药，可影响肾素-血管紧张素Ⅱ-醛固酮系统，从而用于醛固酮增多症的鉴别诊断。

【用物准备】

1. 物品准备 基础治疗盘 1 套、垫巾 1 块、止血带 1 根、胶贴 1 包、5 mL 注射器

10 支、干燥试管若干、血压计、听诊器、贮尿罐（留 24 h 尿）1 个。

2. 药品准备　呋塞米。

【操作方法及程序】

1. 查对床号、姓名，向患者解释操作目的，以取得合作。

2. 晚餐后禁食，夜间需卧床 6 h 以上。次日晨 8：00 空腹卧位取血测定醛固酮、肾素和血管紧张素Ⅱ。

3. 采血后立即肌内注射呋塞米 0.7 mg/kg，最大剂量不超过 50 mg。

4. 注药后走动 2 h 后再取血，测定项目同上。

【注意事项】

1. 试验前停用利尿药、血管紧张素转换酶抑制药、米诺地尔及 β-受体阻滞药 2 ~ 4 周。

2. 患者应进正常钠、钾饮食 7 日后进行。

3. 采血方法要准确，并在血标本试管上注明卧位与立位。

4. 大量排尿患者发生虚脱时应中止试验。

5. 试验结束后方可进食、水。

6. 抗凝血标本（加盖）要充分摇匀，立即放入冰壶送检。

第二十六节　螺内酯试验

【目的】

螺内酯有对抗醛固酮，在肾远端小管保钠排钾的作用。如果剂量充足，可使醛固酮增多症患者的尿钾排量减少，低血钾得以纠正，并降低血压。本试验有助于醛固酮增多症的诊断。

【用物准备】

1. 物品准备　基础治疗盘 1 套，垫巾 1 块，止血带 1 根，胶贴 1 包，5 mL 注射器 10 支，干燥试管若干，血压计、听诊器、贮尿罐（留 24 h 尿）各 1 个。

2. 药品准备　螺内酯。

【操作方法及程序】

1. 查对床号、姓名，向患者解释操作目的，以取得合作。

2. 给患者食用固定饮食（每日饮食含钠 160 mmol，钾 60 mmol）7~14 日，饮用纯净水。

3. 食固定饮食的第 3 日留取 24 h 尿查钾、钠、氯，第 4 日晨采血查血钾、钠、氯及二氧化碳结合力（CO_2CP）（或血气分析）1 次。

4. 从第 4 日起，遵医嘱每日口服螺内酯 60~80 mg，每 6 h 一次，隔 2~4 日测定 24 h 尿钾、钠、氯和血钾、钠、氯及 CO_2CP 血气分析 1 次。

5. 对照期及实验期每日早、晚各测量血压 1 次并记录。

【注意事项】

1. 留取 24 h 尿查钾、钠、氯，需加甲苯 10 mL 防腐，并注意准确记录尿量。

2. 试验前向患者解释试验目的，吃固定饮食意义，以取得其配合，要求所配给的饮食全部吃完，不随便增加其他食物。

3. 按医嘱服药及测量血压，并做好记录。

4. 试验期间如螺内酯服至 320 mg/d，血钾仍无明显反应，遵医嘱增加剂量和延长试验时间，但大剂量长期服用螺内酯男性可引起乳腺发育，女性可引起月经紊乱，应注意观察。

第二十七节　胰高糖素激发试验

【目的】

胰高糖素兴奋肾上腺髓质和嗜铬细胞瘤迅速释放儿茶酚胺，使处于发作期间的嗜铬细胞瘤出现人工诱导发作。观察患者发作时的临床表现以及血和尿的生化改变，以助于对嗜铬细胞瘤的诊断和鉴别诊断。

【用物准备】

1. 物品准备　基础治疗盘 1 套、垫巾 1 块、止血带 1 根、头皮针 1 个、胶贴 1 包、输液器 1 个、网套 1 个、1 mL 注射器 2 支、血压计、听诊器。

2. 药品准备　胰高糖素 1 支、生理盐水 500 mL，备好酚妥拉明。

【操作方法及程序】

1. 查对床号、姓名，向患者解释操作目的，以取得合作。

2. 向患者讲清试验目的和注意事项，嘱其卧床休息。

3. 建立静脉通道，缓慢滴入生理盐水。

4. 连续测量血压，待血压平稳后（连续 2 或 3 次血压波动不超过 10 mmHg），在患者不察觉的情况下，从输液皮管迅速推入胰高糖素 0.5~1 mg。

5. 从注射后开始，每 30 s 测血压 1 次，连续 3~5 min，以后每分钟测血压 1 次直至满 10~15 min。

6. 在测血压的同时，观察患者皮肤（苍白、潮红、出汗）、瞳孔（扩大或缩小）和心率情况（增快或减慢、心律失常）。

【注意事项】

1. 试验前先配合医生行冷加压试验，了解血管反应性。

2. 试验前停用降压药至少 1 周，停用镇静或麻醉药至少 48 h。

3. 试验过程中，血压上升过高时，应遵医嘱立即静脉注射酚妥拉明，以控制血压和症状。

4. 阳性反应者可遵医嘱同时采集血和留尿做血糖及儿茶酚胺测定。

5. 血压超过 160/100 mmHg 者，不做此试验。

第二十八节　人绒毛膜促性腺激素兴奋睾酮试验

【目的】

通过肌内注射人绒毛膜促性腺激素（human chorionic gonadotropin，HCG）兴奋睾酮的生物合成过程，从而有助于评价睾酮的储备功能。

【用物准备】

1. 物品准备　基础治疗盘 1 套、垫巾 1 块、止血带 1 根、胶贴 1 包、2 mL 注射器 5 支、试管若干。

2. 药品准备　HCG、生理盐水 2 mL。

【操作方法及程序】

1. 查对床号、姓名，向患者解释操作目的，以取得合作。

2. HCG 2000 U，于上午 8：00~9：00 行肌内注射。

3. 注射前 15 min 和准备注射时，以及注射后 48 h 和 72 h 分别在前臂采血 2 mL 做睾酮测定。

【注意事项】

1. HCG 宜用生理盐水 2 mL 溶解。

2. 采血时间要准确。

第二十九节 口服葡萄糖耐量试验

【目的】

利用口服葡萄糖可刺激胰岛 β 细胞引起胰岛素释放增加，从而可反映 β 细胞的功能状态，对糖尿病的诊断、分型及治疗有一定的价值。

【物品准备】

1. 物品准备 基础治疗盘 1 套、垫巾 1 块、止血带 1 根、胶贴 1 包、5 mL 注射器 3 支、试管若干。

2. 药品准备 75 g 葡萄糖粉。

【操作方法及程序】

1. 查对床号、姓名，向患者解释操作目的，以取得合作。

2. 午夜 24：00 后禁食、水。

3. 次日晨口服葡萄糖 75 g，于服糖前及服糖后 1 h、2 h 分别抽取静脉血，同时查血糖和胰岛素、C 肽。

【注意事项】

1. 试验结束后方可进食、水。试验过程中停服一切药物。

2. 75 g 葡萄糖粉溶解于 300 mL 开水中（水温以 20~30 ℃为宜），从喝第一口糖水开始计时间，于 3~5 min 内饮完。

3. 饮糖水后诱发呕吐应终止试验。

4. 试验过程中避免剧烈活动，保持情绪稳定，禁吸烟。

5. 100 g 口服葡萄糖耐量试验原理、方法、注意事项同上。

（孙 潇 宋娜娜 田勤菊 孙艳敏 孙明明 马 翠 毛菲菲）

第二章　外科护理技术操作

第一节　备 皮 法

【目的】

去除手术区毛发和污垢，彻底清洁皮肤，为手术时皮肤消毒做准备，预防术后切口感染。

【用物准备】

治疗盘、弯盘、治疗碗、一次性橡皮刀、镊子、棉签、纱布、肥皂水、汽油、垫巾、手电筒、毛巾、面盆、热水。

【操作方法及程序】

1. 核对医嘱，评估患者及手术区皮肤状况。

2. 核对患者姓名、床号、诊断、手术部位。

3. 遮挡患者，于患者身下铺垫巾，暴露备皮部位，涂擦肥皂水，绷紧皮肤，手持备皮刀分区剃净毛发。

4. 检查备皮部位毛发是否剃净、皮肤有无损伤。

5. 去除局部毛发和肥皂水，整理衣物及床单位。

6. 嘱患者沐浴，卧床患者应床上擦浴。

【注意事项】

1. 剃刀的刀片应锐利。

2. 剃刀刀架用后应严格消毒，防止交叉感染。

3. 检查手术区皮肤，如有割痕、发红等异常情况，应通知医生并记录。

4. 动作轻柔，注意患者的保暖。

第二节 胃肠减压术

【目的】

1. 利用负压作用，将胃肠道中积聚的气体、液体吸出，减轻胃肠道内压力。

2. 用于消化道及腹部手术，减轻胃肠胀气，增加手术安全性。

3. 通过对胃肠减压吸出物的判断，可观察病情变化协助诊断。

【用物准备】

治疗盘、治疗碗内盛生理盐水或凉开水、治疗巾、12～14号胃管、20 mL注射器、液状石蜡、纱布、棉签、胶布、镊子、止血钳、弯盘、压舌板、听诊器、胃肠减压器。

【操作方法及程序】

1. 核对医嘱，评估患者。

2. 根据病情、年龄选择合适的胃管。

3. 按要求正确安置鼻胃管，并妥善固定。

4. 调节胃肠减压器的负压，连接胃管。

5. 胃肠减压期间，每日给予患者口腔护理。

6. 胃管不通畅时，遵医嘱用20 mL的生理盐水冲洗胃管，反复冲洗直至通畅。但食管、胃手术后要在医生指导下进行，少量、低压，以防吻合口瘘或出血。

7. 注意观察和记录胃肠引流液的颜色、性质、量。

【注意事项】

1. 插管动作要轻稳，以免损伤黏膜。

2. 插管过程中发生呼吸困难、发绀等症状应立即拔出，休息片刻后重插。

3. 胃肠减压期间，观察患者水、电解质情况及胃肠功能恢复情况。

第三节 T型管引流

【目的】

1. 引流胆汁，减轻胆道压力。

2. 支撑胆管，防止胆管狭窄。

【用物准备】

量杯、无菌引流袋、碘伏、生理盐水、棉签、方纱、胶布。

【操作方法及程序】

1. 妥善固定 T 型管，防止因翻身、起床等活动时牵拉脱出。

2. 观察、记录引流液的颜色、性质和量。正常胆汁颜色呈深黄色澄明液体，如有异常及时与医生联系。

3. 更换引流袋时，常规消毒接口，严格无菌操作。

4. T 型管引流时间 7～14 日，拔管前应先根据医嘱夹闭 T 型管，夹管期间观察有无腹痛、发热、黄疸。

【注意事项】

1. 注意观察及保护 T 型管周围皮肤，如有胆汁侵蚀可用氧化锌软膏保护。

2. 注意患者生命体征及腹部体征的变化，如有发热、腹痛，提示有感染或胆汁渗漏可能，应及时报告医生。

第四节　胸膜腔闭式引流

【目的】

1. 引流出胸膜腔内的气体和液体。

2. 重建胸膜腔负压，使肺复张。

【用物准备】

无菌胸腔引流瓶、橡皮管、玻璃接管、止血钳 2 把、胶布、无菌生理盐水、别针。

【操作方法及程序】

1. 打开无菌胸腔引流瓶，倒入无菌生理盐水，使长玻璃管埋于水下 3～4 cm，妥善固定。在引流瓶的水平线上注明日期和水量。

2. 向患者解释引流的目的及注意事项。

3. 用两把止血钳双重夹闭引流管，将其与引流瓶长玻璃管上的橡皮管相连。

4. 松开止血钳。

5. 观察引流管是否通畅，妥善固定。密切观察患者的反应。

6. 将引流瓶放于安全处，保持引流瓶低于胸腔 60～100 cm。

7. 整理床单位，洗手，记录引流液的性质、质量及患者的反应。

【注意事项】

1. 注意保持引流系统的密闭和无菌状态。

2. 保持引流管长度适宜。翻身活动时防止受压、打折、扭曲、脱出。

3. 注意观察并保持引流管通畅。

4. 观察记录引流液颜色、性质和量。

5. 术后患者如血压平稳，应取半卧位，利于呼吸和引流。

第五节　脑室引流

【目的】

1. 颅内压增高者，降低颅内压。

2. 脑室造影。

3. 脑室内手术后，引流血性脑脊液，减少脑膜刺激征及蛛网膜粘连。

【用物准备】

密闭式无菌引流瓶、橡皮管、玻璃接管、止血钳、胶布、无菌蒸馏水、别针。

【操作方法及程序】

1. 患者回病房后，应在无菌条件下连接引流装置。

2. 引流瓶悬挂于床头，引流管开口需高出侧脑室平面 10~15 cm，以维持正常颅内压。

3. 保持整个引流装置及管道的清洁和无菌，各接头处用无菌敷料包裹。

4. 每日更换引流瓶（袋），记录引流液颜色、性质和量。更换引流瓶（袋）时遵守无菌原则。

5. 观察引流管是否通畅。

【注意事项】

1. 引流液每日不超过 500 mL 为宜，如有感染引流量可相应增多，可将引流瓶（袋）抬高至距侧脑室 20 cm，维持颅内压于正常。

2. 引流早期注意引流速度，防止引流过快。

3. 搬运患者时应将引流管夹闭，以防因引流袋高度变化造成短时间内引流过量或逆流。

4. 如在开颅手术前已行脑室引流多日，备皮时尽量避免污染钻孔切口，头发剃去后切口周围再消毒，然后覆盖无菌纱布。

第六节　膀胱冲洗术

【目的】

1. 预防和治疗泌尿系统感染。

2. 预防和减少泌尿系统手术后血凝块的形成。

3. 解除尿道阻塞，保持尿管通畅。

【用物准备】

1. 封闭式冲洗术　无菌生理盐水 1000 mL、输液管、无菌治疗巾、无菌手套、无菌治疗碗、空针、换药盘（内装消毒用棉球）。

2. 开放式冲洗术　无菌生理盐水、无菌治疗巾、无菌手套、无菌治疗碗、空针、换药盘（内装消毒用棉球）。

【操作方法及程序】

1. 封闭式冲洗术

（1）核对患者姓名，向患者解释冲洗的目的。

（2）遮挡患者并协助采取适当姿势，露出导尿管。

（3）将冲洗用生理盐水挂于输液架上，连接输液管，输液管夹闭。

（4）协助医生戴好无菌手套。

（5）用 75% 乙醇棉球消毒三叉导尿管的输入端。

（6）打开输液管道，将针头处接在三叉导尿管的输入端。

（7）使冲洗液缓缓流入膀胱，观察尿流速度、色泽及浑浊度。

（8）各班记录输入输出量，并检查冲洗情况。

2. 开放式冲洗术

（1）核对患者姓名，向患者解释冲洗的目的。

（2）遮挡患者并协助采取适当姿势，露出导尿管。

（3）协助医生戴好无菌手套，并铺好无菌巾。

（4）将无菌治疗碗置于无菌巾上，并倒入无菌生理盐水。

（5）将导尿管与尿袋接头松开，置于无菌治疗巾内。

（6）用75%乙醇棉球消毒导尿管外口，注意导管末端不被污染。

（7）用膀胱冲洗针筒抽取冲洗液，连接导尿管，将冲洗液缓缓注入膀胱。

（8）冲洗时应让冲洗液自行流出或轻加抽吸，不宜用力过猛，吸出的液体不宜回注入膀胱内。

（9）如此反复冲洗，直至冲出液澄清为止。冲洗过程中，注意观察患者的反应。

（10）冲洗完毕，用75%乙醇棉球消毒导尿管及尿袋接口，接好尿袋并固定。

（11）整理用物，洗手。

【注意事项】

1. 冲洗膀胱压力不宜过大，吸出液体不能再注入膀胱。

2. 如吸出液体少于注入量，可能有导管阻塞或导尿管在膀胱内位置不当，应及时处理。

3. 操作过程中，严密观察患者生命体征。出现异常，及时通知医生。

第七节　皮肤牵引术

【目的】

皮肤牵引是将牵引力直接加于皮肤，间接牵拉骨骼。

（一）皮牵引带牵引

【用物准备】

皮牵引带（根据肢体的粗细选择）、棉垫、牵引架、线绳、牵引锤。

【操作方法及程序】

1. 核对医嘱，评估患者。

2. 在皮牵引带上、下两端垫上棉垫，用皮牵引带裹敷患肢，注意松紧适度。

3. 将皮牵引带调整至肢体功能位置，保持持续牵引。

（二）四头带牵引

【用物准备】

颌枕带、扩展弓、滑轮、牵引绳、牵引锤。

【操作方法及程序】

1. 核对医嘱，评估患者。

2. 患者取坐位或卧位、半卧位，用颌枕带托住下颌和后枕部，用扩展弓穿入颌枕带两端孔内，使两侧牵引带保持比头稍宽的距离，于扩展弓中央系一牵引绳，置于床头滑轮上，加上重量牵引。

（三）骨盆牵引

【用物准备】

骨盆带、牵引架、滑轮、重锤及锤托、牵引绳。

【操作方法及程序】

1. 核对医嘱，评估患者。

2. 用骨盆带固定骨盆，其宽度的 2/3 在髂嵴以上的腰部，两侧各 1 个牵引带牵引。

3. 两侧牵引重量应一致，以患者感觉舒适为宜。

4. 足侧床脚垫高 15 cm，必要时在双腋下各置一布带，或在胸部系一兜带固定于头侧床挡上对抗牵引。

【注意事项】

1. 牵引过程中应观察皮肤情况，防止皮肤出现水疱、破溃和压疮。

2. 牵引带应松紧适度，太松易滑脱，太紧妨碍血运，应经常观察牵引肢体循环状况。

3. 保持牵引有效，观察肢体位置是否正确，牵引是否有效，即牵引绳、牵引锤是否有效地悬吊在滑车上。如有情况及时处理，保证牵引持续有效地进行。

4. 注意患肢保暖，在保暖加盖被时应注意不将盖被压在牵引绳上，以免抵消牵引力。

5. 做颌枕带牵引时，应注意下颌处皮肤的干燥及清洁。在吊带与皮肤之间可衬一块纱布。如因进食、饮水受潮湿时可及时更换。男性患者应经常剃胡须，以免刺激不适。

6. 牵引重量要适度，重量过小会影响畸形的矫正和骨折的复位；重量过大会因过度牵引造成骨折不愈合。

第八节　骨牵引术

【目的】

骨牵引是利用克氏、斯氏针或毛巾钳穿插入骨内对躯体某部位进行牵引，这种牵引力直接作用于骨骼，起到复位、固定作用。常用于颅骨、尺骨鹰嘴、股骨髁上、胫骨结节、跟骨等牵引。

【用物准备】

1. 物品准备　基础治疗盘 1 套、无菌手套、10 mL 注射器、颅骨牵引弓、手摇钻、牵引针、骨锤、牵引绳、滑轮、重锤及锤托、肢架、牵引架。

2. 药物准备　局部麻醉药物。

【操作方法及程序】

1. 核对患者床号、姓名、牵引部位；清洁皮肤，协助医生消毒局部皮肤。

2. 操作方法见《外科临床技术操作规范》。

3. 术后观察

（1）骨牵引穿针时，如果进针部位定位不准、进针深浅、方向不合适及过度牵引均可导致相关血管、神经损伤，出现相应的临床征象。如颅骨牵引钻孔太深，钻透颅骨内板时，可损伤血管，甚至形成颅内血肿。故牵引期间应加强观察。

（2）四肢骨牵引针若仅通过骨前方密质，牵引后可撕脱骨密质；若颅骨牵引钻孔太浅，未钻透颅骨外板，螺母未拧紧可引起颅骨牵引弓脱落。故应每日检查，防止其松脱。

（3）加强观察，发现牵引针偏移时，局部经消毒后再调整至对称位或及时通知医生，切不可随手将牵引针推回。

【注意事项】

1. 在牵引前，先换木板床或骨科床以利牵引。需抬高床尾或颅骨牵引者，做好棉花圈，避免颅底枕部受压。

2. 针眼处使用无菌纱条包绕，每隔 2 日或 3 日更换 1 次。嘱患者勿触摸局部，如有分泌物用棉签擦去。如拔针后应以无菌纱布封盖该处。

3. 保持牵引有效。牵引重量应根据病情需要调节，不可随意增减，不可随意改变体位。

4. 注意预防压疮。

5. 为患者翻身或改变体位时要注意牵引方向的正确有效。颅骨牵引术患者翻身时不可扭曲与摆动头部，应使头部与躯干保持固定位置下翻身。颈椎骨折或脱位的患者，翻身时应保持头颈及椎体在同一中轴线，以防脱位，压迫脊髓，造成损伤，甚至死亡。

6. 功能锻炼，协助患者做肢体活动，以达到动、静结合的治疗原则。

第九节　关节持续被动活动器操作

【目的】

1. 防止关节粘连和周围肌肉、软组织挛缩，促进关节活动。

2. 促进患肢血液循环，防止静脉血栓形成。

3. 改善关节活动角度。

【用物准备】

关节持续被动活动器（CPM）1台、接线板、防护套。

【操作方法及程序】

1. 检查CPM是否处于备用状态，将CPM妥善放置在病床上。

2. 接通CPM的电源。

3. 一人将患者患肢抬高，另一人将CPM放入患肢下，调节活动器轴心与关节位置一致，将患肢固定稳妥。

4. 遵医嘱选择活动时间和活动角度。

【注意事项】

1. 患者在训练开始时，疼痛较明显，经几次伸屈活动后，疼痛明显减轻。在操作前应向患者做好解释，消除其紧张心理。

2. 患肢放在CPM上后，要上好固定带，防止肢体离开机器支架，达不到活动要求的角度。

3. CPM的操作速度应先慢后快，角度由小至大，循序渐进，不可操之过急，以患者能忍受为宜。伤口渗血多时，及时停止训练，查找原因。

4. 观察病情变化，遵医嘱应用止痛药。

5. 加强CPM装置的维修保养。

第十节　关节腔闭合式连续冲洗术

【目的】

1. 应用于骨髓炎或化脓性关节炎和关节手术后感染的患者。

2. 连续闭合冲洗可以更彻底清除坏死组织及炎症，防止继发感染，促进伤口愈合，并保持关节腔内一定的液体充盈，避免关节粘连。

【用物准备】

进水管、引流管、无菌冲洗液、引流袋。

【操作方法及程序】

1. 连续冲洗法　进水管 24 h 滴注冲洗液至关节腔或骨髓腔内，引流管持续不断地将冲洗液排出。

2. 间歇保留冲洗法　根据医嘱将冲洗液滴入关节腔内，保留 30 min 后，通过引流管排出。冲洗次数根据医嘱进行。

【注意事项】

1. 患肢抬高，保持冲洗管道的通畅，以防管道扭曲而影响疗效。

2. 冲洗液瓶应有明显标记，避免误为静脉补液。

3. 准确记录出入量，根据病情决定入量，持续 24 h 冲洗。

4. 观察引流液的色、性质、量，术后 24 h 可有较多渗血，应较快滴入冲洗液，每隔 2～3 h 宜加快滴注 30 s，也可在第 1 日、第 2 日加快滴速达 80～100 滴/min，以免渗血凝固或脱落的坏死组织堵塞管腔。

5. 加强生命体征和局部切口观察，如体温正常，切口局部无炎症，吸出液清澈无浑浊，可根据医嘱拔管，拔管时先拔去进水管，继续吸引 1～3 日后切口内无渗出物可行拔引流管。

6. 保持切口局部清洁、干燥，如有渗出及时更换敷料。

7. 应积极让患者进行关节的主动和被动功能锻炼。

第十一节　人工肛门护理

【目的】

1. 保持人工肛门周围皮肤的清洁。

2. 评估患者人工肛门的功能状况及心理接受程度。

3. 帮助患者掌握护理人工肛门的方法。

【用物准备】

治疗盘内置造口袋、剪刀、造口尺寸表、纱布或棉球、弯盘、治疗碗及镊子。另备治疗巾及橡皮治疗巾、无菌生理盐水、手套。

【操作方法及程序】

1. 评估患者，准备用物至患者床旁。

2. 向患者解释，遮挡患者。

3. 暴露造口部位，将所备之物置于易取处。

4. 铺橡皮垫及治疗巾于造口侧下方。

5. 戴手套，将造口袋取下，置于弯盘中。

6. 用镊子夹取盐水棉球，将造口处及周围皮肤擦拭干净。

7. 以造口尺寸表测量造口大小。

8. 在造口袋背面贴纸处依据测得造口的尺寸大小剪一个洞。

9. 撕去贴纸，将造口袋对准造口。

10. 轻轻将造口袋紧密贴于腹部皮肤。

11. 协助患者整理衣服并恢复舒适卧位。整理用物，洗手。

12. 观察造口处及周围皮肤是否异常，排泄物性状、颜色和质量。

【注意事项】

1. 向患者演示操作过程。

2. 造口袋内容物于1/3满或有渗漏时应更换。

3. 造口袋背面所剪的洞口尺寸应大于造口，预防造口处摩擦损伤。

4. 造口袋紧密贴紧皮肤，以防排泄物渗漏。

5. 若造口处肠段有回缩、脱出或皮肤异常等情况，应马上告知医生。

第十二节　换 药 法

【目的】

1. 更换伤口敷料。

2. 保持伤口清洁，促进伤口愈合及舒适。

3. 做好伤口评估和敷料选择。

4. 预防、控制伤口感染。

【用物准备】

治疗盘内置纱布、各种敷料、棉球、胶布、绷带、弯盘、治疗碗及镊子或持物钳

2 把、垫巾、无菌生理盐水、75%乙醇、汽油。

【操作方法及程序】

1. 洗手，戴口罩。

2. 核对医嘱，评估伤口，选择敷料，洗手，准备用物。

3. 遮挡患者，暴露伤口，铺垫巾于伤口下。

4. 揭开绷带或外层敷料。

5. 以镊子取下内层敷料，若敷料粘连则以生理盐水沾湿后再取下。

6. 取另一把持物钳，以酒精棉球擦拭伤口周围皮肤，再用生理盐水棉球，由内往外清洗。若为污染伤口，由外往内清洗，再取酒精棉球消毒伤口周围皮肤。

7. 用无菌纱布覆盖伤口，并妥善固定。

8. 进行卫生宣教，并讲解注意事项。

9. 协助患者整理衣物及床单位。

10. 正确处理用物。

11. 洗手，记录。

【注意事项】

1. 保持敷料干燥，敷料潮湿时，必须立即更换。

2. 包扎伤口时，要保持良好的血液循环，不可固定太紧，包扎肢体时从身体远端到近端，促进静脉回流。

3. 手术后遗留于皮肤的消毒药水可用温水毛巾擦拭；胶布留下的痕迹可用汽油或松节油擦拭。

4. 保持双手持镊法，左手镊相对无菌，右手镊接触伤口。接触患者的镊子不得直接接触敷料，敷料不能过湿。

5. 换药时，应按照清洁、污染、感染、特殊感染的原则进行，避免交叉感染。

第十三节　轴线翻身法

【目的】

1. 协助脊椎损伤和脊椎手术后患者在床上翻身。

2. 保持脊椎平直，预防脊椎再损伤。

3. 预防压疮，改善患者舒适感。

【用物准备】

大单、翻身枕。

【操作方法及程序】

1. 向患者解释翻身目的。

2. 移去枕头，松开被尾。

3. 两位操作者站于患者同侧，将患者平移至操作者同侧床旁。

4. 一操作者将双手分别置于患者肩、腰部，另一操作者将双手分别置于患者腰、臀部，使躯干保持在水平位，翻转至侧卧位。

5. 将一翻身枕放于背部支持身体，另一翻身枕放于两膝之间并使双膝呈自然弯曲状。

6. 整理好患者床单位，注意保暖。

【注意事项】

1. 翻转患者时，应注意保持脊椎平直，以维持脊柱的正确生理弯度。

2. 如果患者在颈椎手术后颈椎损伤时，应有另一位护理人员负责支托患者的头部、颈部，保持颈椎平直。

3. 翻身时注意保护患者，防止坠床。

（宋娜娜　田勤菊　孙艳敏　孙明明　张小云　赵芳芳　孙　潇）

第三章　妇产科护理技术操作

第一节　坐　浴

【目的】

1. 通过水温及药液的作用，促进局部血液循环，增强抵抗力，减轻外阴炎症与疼痛，使创面清洁，利于组织修复。

2. 用于外阴、阴道手术前的准备。

【用物准备】

坐浴椅、消毒用的坐浴盆、药物、纱布或干净小毛巾。

【操作方法及程序】

1. 遵医嘱配制坐浴溶液或温开水。坐浴液温度以患者舒适为宜，一般为38~40 ℃。

2. 将坐浴盆放在坐浴椅上，嘱患者将整个外阴部浸在药液或温水中20~30 min。

3. 坐浴后擦干会阴部，有伤口者局部换药。

【注意事项】

1. 坐浴溶液的温度不可过高，防止烫伤皮肤，水温下降后应及时调节。

2. 坐浴水量不宜过多，以免坐浴时外溢。

3. 阴道有出血者禁止坐浴。

第二节　阴道灌洗

【目的】

1. 清洁阴道，促进阴道血液循环，减少阴道分泌物，缓解局部充血，常用于控制和治疗阴道炎、宫颈炎。

2. 用于妇科手术前的阴道准备。

【用物准备】

垫巾、窥阴器、灌洗桶、橡皮管、灌洗头、弯盘、污物桶、适宜温度的灌洗药液、阴道用药、无菌纱球。

【操作方法及程序】

1. 患者取膀胱截石位，暴露会阴部。

2. 将灌洗筒挂至距离床沿 60～70 cm 高处，连接橡皮管排去管内空气，测水温后备用。

3. 用灌洗液先冲洗外阴部，将窥阴器插入阴道内，将灌洗头沿阴道纵壁方向插入至后穹隆处开始灌洗，冲洗时轻轻旋转窥阴器更换位置，使灌洗液能达到阴道各部冲净为止，拔出灌洗头，再冲洗一次外阴，扶患者坐起，使阴道内液体流出。

4. 盥洗毕，协助患者擦净外阴，穿好衣裤。

【注意事项】

1. 灌洗液以 41~43 ℃或患者感觉舒适为宜。

2. 阴道有出血者不做阴道灌洗。

第三节　阴道擦洗上药

【目的】

清洁阴道，阴道用药、上药及术前准备。

【用物准备】

窥阴器、长镊或海绵钳、药物、碘附纱球、无菌干纱球。

【操作方法及程序】

1. 准备好用物，协助患者取膀胱截石位。

2. 用碘伏纱球先消毒外阴部，再置窥阴器暴露宫颈，依次为宫颈、阴道穹、阴道壁。

3. 用干纱球擦净多余消毒液。

4. 遵医嘱局部置药，可用喷粉管将呋喃西林粉喷在宫颈上，若是药片需放置于后穹隆。

5. 取出窥阴器，防止将药物带出。

6. 协助患者擦净外阴并穿好衣裤。

【注意事项】

1. 注意保暖和遮挡患者。

2. 充分暴露宫颈,擦洗要彻底。

第四节　测宫高、腹围

【目的】

评估妊娠周数、胎儿大小及羊水量。

【用物准备】

检查床、卷尺。

【操作方法及程序】

1. 向孕妇解释操作目的,以取得合作,嘱孕妇排空膀胱。

2. 协助孕妇呈仰卧屈膝位,双腿稍分开,暴露腹部。

3. 护士站于孕妇右侧,左手持卷尺两端置于宫底,右手将卷尺向下拉开,使卷尺紧贴于腹部至耻骨联合上缘中点,读数值并记录宫高。

4. 再将卷尺经脐绕腹部一周,读数值并记录腹围。

5. 协助孕妇整理衣裤。

【注意事项】

1. 注意保暖和遮挡患者。

2. 测量数字要准确。

第五节　听诊胎心音

【目的】

监测胎儿在子宫内的情况。

【用物准备】

检查床、听诊器或多普勒听诊仪、有秒针的手表。

【操作方法及程序】

1. 向孕妇解释操作目的,以取得合作。

2. 协助孕妇仰卧位于床上，暴露腹部。

3. 触清胎方位。

4. 将听诊器置于适当位置：①枕先露位于孕妇脐下方（左或右）；②臀先露位于近脐部上方（左或右）；③横位时位于脐周围。

5. 听到胎心搏动声，同时看表，数 30 s 胎心音，异常时听 1 min，记录数据，正常胎心率 120~160 次/min。

6. 协助孕妇整理衣裤。

【注意事项】

1. 注意保暖和遮挡患者。

2. 测听胎心音应注意准确性。

3. 注意胎心音的节律和速度，并与脐带杂音相区别。

第六节　骨盆外测量

【目的】

评估骨盆大小及形状，判断胎儿能否阴道分娩。

【用物准备】

检查床、骨盆测量尺。

【操作方法及程序】

首先向孕妇解释操作目的，以取得合作。

1. 髂棘间径

（1）协助孕妇平卧于检查床上。

（2）测量两髂前上棘外缘的距离。

（3）查看数据并记录，正常值为 23~26 cm。

2. 髂嵴间径

（1）协助孕妇平卧于检查床上。

（2）测量两髂嵴外缘最宽距离。

（3）查看数据并记录，正常值为 25~28 cm。

3. 骶耻外径

（1）协助孕妇取左侧卧位，右腿伸直，左腿屈曲。

（2）测量第5腰椎棘突下至耻骨联合上缘中点距离。

（3）查看数据并记录，正常值为18~20 cm。

4. 出口横径（坐骨结节间径）

（1）协助孕妇呈仰卧位，两腿弯曲双手紧抱双膝。

（2）测量两坐骨结节内侧缘的距离。

（3）查看数据并记录，正常值为8.5~9.5 cm。

5. 耻骨弓角度

（1）协助孕妇呈仰卧位，两腿弯曲，双手紧抱双膝。

（2）用左右两拇指尖斜着对拢，放置于耻骨联合下缘，左右两拇指平放于耻骨降支上面。

（3）测量两拇指间的角度并记录，正常值为90°。

（4）协助孕妇整理衣裤，整理用物，放回原处。

【注意事项】

1. 动作要轻柔。

2. 注意保暖和遮挡患者。

3. 测量数据要准确。

第七节　子宫按摩术

【目的】

促进子宫收缩，达到止血目的。

【用物准备】

无菌手套。

【操作方法及程序】

1. 体外按摩方法　术者以一只手置于子宫底部，拇指在子宫前壁，其余四指在后壁，做均匀而有节律的体外按摩。

2. 腹部-阴道双手按摩子宫法　助产者刷手，戴无菌手套，产妇取膀胱截石位，行外阴消毒后，助产者一只手握拳置于阴道前穹隆，将子宫托起，另一只手自腹壁按压子宫后壁，使子宫置于两手之间按摩，子宫在两拳的压迫及按摩下，达到压迫止血目的。

【注意事项】

1. 按摩子宫时，注意观察产妇的面色、表情及阴道出血等情况，听取产妇主诉。

2. 按摩子宫的力量要适度，手法要正确，切忌使用暴力。

3. 不宜过度暴露产妇的身体，注意保暖。

4. 如按摩子宫，出血仍不见好转，应及时通知医生。

5. 严格无菌操作。

第八节　产后外阴冲洗

【目的】

1. 清除会阴污垢及血迹，保持外阴清洁，使患者舒适。

2. 预防会阴伤口感染，促进愈合。

【用物准备】

无菌长镊或海绵钳、冲洗壶、酒精纱球、大纱球或大棉球、纱布，另备消毒冲洗液温开水、便盆 1 个、屏风。

【操作方法及程序】

1. 推治疗车于患者床尾。查对床号、姓名，向患者解释操作的目的，以取得合作。

2. 脱下右侧裤腿，嘱产妇仰卧，双腿屈曲、外展，置便盆于臀下，便盆下置一垫巾。

3. 护士站于患者右侧，右手持海绵钳或长镊夹大纱球，左手持冲洗壶，边冲洗边擦拭，冲净血迹。

4. 擦拭冲洗顺序为阴阜→小阴唇→大阴唇→会阴体→大腿内上 1/3→肛门。如有会阴侧切伤口，当冲到伤口时应更换纱球。

5. 用纱布或大纱球擦干伤口及外阴，撤出便盆。

6. 协助穿好衣裤，嘱产妇经常更换卫生巾，保持会阴部清洁干燥。

7. 整理床单位及用品，用乙醇纱球擦手。

【注意事项】

1. 注意保暖和遮挡产妇。

2. 冲洗水温为 40~42 ℃，以产妇感到舒适为宜。

3. 冲洗后的余液及时倾倒，余液不得留至下次冲洗用。

4. 所有冲洗用品均为消毒灭菌物品，冲洗顺序由上向下、由内向外。

5. 冲洗过程中要注意观察会阴有无水肿、血肿；会阴伤口有无红肿感染及伤口愈合情况，如有异常，应及时报告医生，遵医嘱给予相应处理。

6. 冲洗中更换纱球时，用另一无菌钳将容器中纱球取出使用。

7. 遵医嘱进行外阴冲洗消毒，每日 2 或 3 次，至会阴伤口拆线为止。

第九节 外阴湿热敷

【目的】

热敷可促进局部血液循环，增强白细胞的吞噬作用和组织活力，有助于脓肿局限，刺激局部组织的生长和修复。用于会阴水肿、血肿、伤口硬结及早期感染产妇。

【用物准备】

热水袋、换药包（无菌镊 2 把、无菌纱布 2 块、弯盘 1 个）垫巾 2 块、加热的 95% 乙醇或 50% 硫酸镁溶液。

【操作方法及程序】

1. 备齐物品，推治疗车于床旁，查对床号、姓名，向产妇解释操作目的，以取得合作。

2. 产妇脱下右侧裤腿，嘱产妇仰卧，双腿屈曲、外展，臀下置一垫巾。

3. 打开换药包把所需的热溶液倒入弯盘内，将纱布浸透并用双手持镊子把纱布拧至不滴水，温度适宜后用镊子将纱布铺平放于需热敷的部位。

4. 垫巾塑料面朝内盖于纱布上，外放热水袋（水温 60~70 ℃），盖好被子。

5. 热敷后协助产妇穿好衣裤，整理用物。

【注意事项】

1. 如外阴有血迹及分泌物时，应先冲洗外阴。

2. 注意保暖和遮挡产妇。

3. 所有用品均为灭菌消毒物品。

4. 湿热敷过程中要注意观察会阴伤口，发现异常，应及时汇报医生，遵医嘱给予相应处理。

5. 湿热敷的温度一般为 41~48 ℃或以产妇感觉舒适为宜，防止烫伤。湿热敷时间为

20~30 min，每日 1 次或 2 次。

6. 休克、虚脱、昏迷、感觉迟钝等产妇尤应警惕防止烫伤。

7. 在湿热敷过程中，要经常巡视病房，询问产妇温度是否适宜，及时调整。

第十节　挤奶技术

【目的】

保持母亲正常泌乳，减轻乳房肿胀，防止乳汁淤积保持乳腺导管通畅。

【用物准备】

大口清洁容器 1 个、毛巾 1 条。

【操作方法及程序】

1. 洗净双手。

2. 坐或站均可，以产妇感到舒适为宜。

3. 将热毛巾敷一侧乳房 3~5 min 后，一只手置于乳房下托起乳房，另一只手以小鱼际按顺时针方向螺旋式按摩乳房。

4. 将容器靠近乳房。

5. 将拇指及示指放在乳晕上下方距乳头根部 2 cm 处，二指相对，其他手指托住乳房。

6. 拇指及示指向胸壁方向轻轻下压，不可压得太深，否则将引起乳腺导管阻塞。

7. 压力应作用在拇指及示指间乳晕下方的乳房组织上，即必须压在乳晕下方的乳窦上。

8. 依各个方向按照同样方法压乳晕，要做到使乳房内每一个乳窦的乳汁都被挤出。

9. 一侧乳房至少挤压 3~5 min，待乳汁少了，就可挤压另一侧乳房，如此反复数次。

10. 为挤出足够的乳汁，持续时间应以 20~30 min 为宜。

【注意事项】

1. 首先要向产妇讲解挤奶的目的，以树立产妇母乳喂养的信心。

2. 挤奶时，注意室内温度，不要过于暴露。

3. 按摩时力量要适度，切忌用力过猛。

4. 压乳晕的手指不应有滑动或摩擦式动作，应类似于滚动式动作。

5. 不要挤压乳头，因为压或挤乳头不会出奶。

6. 选择大口容器为好，每次尽量将乳汁挤干净。

7. 挤出的乳汁保存在冰箱内，于 24 h 内喂哺新生儿。

第十一节 产时会阴冲洗

【目的】

1. 保持产妇分娩过程中的无菌，避免经产道逆行感染。

2. 用于接生前、阴道检查前、剥膜、人工破膜、阴道手术操作等。

【用物准备】

冲洗盘内置盛 38~40 ℃温水的 1000 mL 的量杯 2 个、无菌镊子 4 把、无菌敷料罐 2 个（一个内盛 10%~20% 肥皂水纱布，另一个内盛碘附原液纱布）、无菌接生巾、垫巾，污水桶。

【操作方法及程序】

1. 向产妇解释操作目的以取得配合。嘱产妇仰卧位，将两大腿屈曲分开，充分暴露外阴部，拆产台时，操作人员站在床尾部。连产台时操作人员站在产妇右侧。

2. 将产床调节成床尾稍向下倾斜的位置，并将产妇腰下的衣服向上拉，以免冲洗时浸湿。

3. 用镊子夹取肥皂水纱布 1 块，先擦洗阴阜、左右腹股沟、左右大腿内侧上 1/3 处，再擦洗会阴体、两侧臀部，擦洗时稍用力，然后弃掉纱布。

4. 再取肥皂水纱布 1 块，按顺序依次擦洗尿道口、阴道口、小阴唇、大阴唇、会阴体，稍用力，最后擦肛门，去掉纱布及镊子。

5. 用温水由外至内缓慢冲净皂迹（冲洗前，操作者可将水倒在手腕部测温，待温度合适后，再给产妇冲洗）。

6. 再按 3、4、5 程序重复一遍。

7. 夹取碘伏原液纱布 1 块，消毒外阴一遍。擦洗顺序依次为尿道口、阴道口、小阴唇、大阴唇、阴阜，换第 2 块碘伏原液纱布依次擦洗腹股沟、大腿内上 1/3 处、会阴体、肛门，不要超出温水冲洗清洁范围，弃镊。

8. 撤除臀下垫巾，垫好无菌卫生巾。

【注意事项】

1. 为产妇保暖和遮挡,水温为 39~41 ℃以产妇感觉适合为宜。

2. 所有冲洗用品均为灭菌物品,每日更换 1 次,并注明开启时间和日期,严格无菌操作。

3. 冲洗过程中要注意观察产程进展,发现异常,应及时向医生报告,遵医嘱给予相应处理。

第十二节　铺　产　台

【目的】

在无菌区内分娩新生儿,减少产妇及新生儿的感染机会。

【用物准备】

产包内置外包布、内包布、产单、气门芯 1 或 2 个、卫生巾 5 块、裤套 2 只、止血器、止血钳 3 把、断脐剪、脐带卷、钢尺、换药碗 2 个。

【操作方法及程序】

1. 向产妇解释操作目的,以取得合作。

2. 刷手完毕,进入产房。

3. 助手将产包外包布打开。

4. 接生者穿隔离衣、戴手套,检查产包内消毒指示卡是否达消毒标准,双手拿住产单的上侧两角,用两端的折角将双手包住,嘱产妇抬臀,将产单的近端铺于产妇臀下,取裤套(由助手协助抬起产妇左腿)套于产妇左腿,助手尽量拉裤套至产妇大腿根部,在大腿外侧打结。用同样方法穿右侧。

5. 接生者更换手套,将一接生巾打开,一侧反折盖于腹部,准备接生物品。将器械、敷料按接生使用顺序摆好。

6. 助手将新生儿褓褓准备好,室温不到 26~28 ℃时应提前预热,同时准备好新生儿复苏辐射台。

【注意事项】

1. 检查床产品有无潮湿、松散等被污染的情况。

2. 嘱产妇及陪产家属勿触摸无菌物品。

3. 注意给产妇保暖。

第十三节 剖宫产时新生儿的护理

【目的】

为异常新生儿做好抢救准备，为新生儿进行脐带处理。

【用物准备】

新生儿处理包内置卫生巾 2 块、纱布 2 块、止血钳 2 把、断脐剪、洗耳球、钢尺、气门芯 1 或 2 个。新生儿复苏物品准备同正常接生时。

【操作方法及程序】

1. 术者将手洗净，打开新生儿辐射台开关并在辐射台上打开新生儿处理包外包布。

2. 戴手套，穿隔离衣，将用物摆好，打开一块接生巾折成双层，托在双手上准备接新生儿。

3. 新生儿放于辐射台上，常规处理脐带。

4. 抱新生儿给产妇辨别性别。

5. 检查胎盘、胎膜是否完整，测量大小，同时测量脐带长度并记录。

6. 手术室护士用襁褓将新生儿包好。

7. 协助新生儿与母亲进行皮肤接触（脸部与脸部的皮肤接触）。清洗器械，放入敷料准备间。

8. 新生儿送回产房由医生负责查体，测量身长、体重并记录体格检查结果。在新生儿记录单上按左足印，右手戴腕条（注明母亲姓名、新生儿性别、出生时间），肌内注射维生素 K_1、乙肝疫苗。

9. 在剖宫产登记本上登记。将新生儿送入母婴同室病房。

【注意事项】

1. 注意室内温度，温度低时应及时打开辐射台开关。

2. 新生儿与母亲进行局部皮肤接触时，注意保暖。

3. 天冷时应注意给新生儿戴帽子保温。

第十四节 胎心外监护

【目的】

监测胎心率、预测胎儿宫内储备能力。

【用物准备】

胎心监护仪、超声波耦合剂。

【操作方法及程序】

1. 向产妇解释做胎心监护的目的，以取得合作。

2. 产妇排尿后取约15°斜坡位左侧卧位30°。

3. 用四部触诊手法了解胎方位，将胎心探头、宫腔压力探头涂耦合剂，固定于产妇腹部相应的部位。

4. 胎儿反应正常时行胎心监护20 min，异常时可根据情况酌情延长监护时间。

5. 监测后协助产妇取舒适的卧位，整理监护用物。

6. 医生做出报告并将胎心监护曲线图粘贴于病历报告单上保存。

【注意事项】

1. 在监护中注意胎心变化及胎动情况。

2. 注意探头是否有滑脱现象，及时调整部位。

第十五节 接生

【目的】

确保胎儿安全娩出，保护会阴，避免胎儿娩出时产妇会阴严重裂伤。

【用物准备】

1. 物品准备 产包，新生儿复苏辐射台，复苏器，大，小面罩，各种型号气管插管，婴儿负压吸引器，吸痰管，新生儿喉镜，氧气，注射器。

2. 药品准备 肾上腺素、生理盐水、纳洛酮。

【操作方法及程序】

1. 术前宣教 向产妇解释操作目的，以取得合作。

2. 指导产妇正确用腹压 指导产妇在宫缩期间屏气，用腹压做向下用力的动作，以推动胎儿下降，加速产程进展。产妇用力时可取舒适的体位。医务人员应及时给予产妇鼓励以增强信心。

3. 接生准备 当初产妇宫口开全、经产妇宫口开大 3~4 cm 时，应做好接生的准备工作，如调整产床角度、产时外阴冲洗、消毒外阴部。接生人员按无菌操作常规刷手消毒，助手协助打开产包，接生者铺产台准备接生。

4. 接生 接生者协助胎头俯屈，在胎头拨露接近着冠时，右手持一接生巾内垫纱布保护会阴，左手在子宫收缩时协助胎头俯屈，用力适度，使胎头以最小径线（枕下前囟径）在子宫收缩间歇期间缓慢地通过阴道口以避免会阴严重裂伤。胎头娩出后，右手仍应保护会阴，不要急于娩出胎肩，先用左手自胎儿鼻根部向下挤压，挤出口、鼻内的黏液和羊水，挤压用力要适度。然后协助胎头外旋转，使胎儿双肩径与骨盆出口前后径相一致。左手将胎儿颈部向下压，使前肩自耻骨弓下先娩出，继之再脱胎而颈部向上使后肩从会阴体前缘缓慢娩出。双肩娩出后，保护会阴的右手方可松开，将接生巾压向产妇臀下，防止接生巾污染其他用物，最后双手协助胎体及下肢以侧位娩出，将新生儿轻柔放在产台上。在距脐带根部 15~20 cm 处，用两把止血钳夹住脐带，在两钳之间剪断脐带。将计血器垫于产妇臀下计量出血量。

5. 新生儿护理

（1）清理呼吸道 置新生儿仰卧位于辐射台上，迅速擦干新生儿身上的羊水和血迹，撤掉湿巾，呈头稍后仰位，注意新生儿保暖。用洗耳球或吸痰管清除新生儿口、鼻腔的黏液和羊水，以免吸入肺内。当呼吸道黏液和羊水已吸净而仍无哭声时，可用手触摸新生儿背部或轻弹足底以诱发呼吸。新生儿大声啼哭，表示呼吸道已通畅。

（2）脐带处理 用 2.5% 碘酊消毒脐带根部周围，直径约 5 cm，以脐轮为中心向上消毒约 5 cm。用 75% 乙醇脱碘 2 遍，注意将碘脱净，在距脐根部 1 cm 处用止血钳夹住并在止血钳上方剪断脐带，将气门芯或脐带夹套在或夹在距脐带根部 0.5 cm 处。用 5% 碘酊消毒脐带断端，注意药液不可触及新生儿皮肤以免灼伤，以无菌纱布包好，用弹性绷带或脐带纱布包扎固定。将新生儿托起，让产妇看清性别交台下护士。

（3）新生儿体格检查 为新生儿测量体重、身长，做全身初步检查，了解有无产伤、畸形等，检查后记录。在新生儿记录单上按左足印，右手戴腕条，写明母亲姓名、新生儿性别、出生时间，肌内注射维生素 K_1、乙肝疫苗。处理时注意保暖。

（4）新生儿皮肤接触 新生儿娩出后 30 min 内，尽早与母亲进行皮肤接触，以增进母子间的感情，有利于新生儿的保暖，防止体温下降，促进母乳喂养成功。鼓励母亲多拥抱、触摸自己的孩子，皮肤接触的时间为 30 min 以上。

6. 第三产程的处理

（1）胎盘娩出 判断胎盘剥离征象，如胎盘已剥离，助手可轻压产妇子宫底，接生者一手轻轻牵拉脐带使胎盘娩出。当胎盘娩出至阴道口时，接生者用双手握住胎盘向同一方向旋转，同时缓慢向外牵拉，协助胎膜完整剥离排出。如在排出过程中，发现胎膜部分断裂，可用止血钳将断裂上端的胎膜全部夹住，再继续向原方向旋转，直至胎膜完全排出。胎盘胎膜娩出后，立即静脉或肌内注射缩宫素 10 U，按摩子宫刺激其收缩，减少出血。在按摩子宫的同时注意观察阴道出血量。

（2）检查胎盘、胎膜 将胎盘铺平，用纱布将母体面的血块轻轻擦掉，观察胎盘母体面有无缺损，并测量缺损面积，母体面检查完毕后将胎盘提起，检查胎膜是否完整，仔细检查胎儿面边缘有无断裂血管，以便及时发现副胎盘，如有副胎盘、部分胎盘或大块胎膜残留时应报告医生酌情处理。测量胎盘大小和脐带长度，检查脐带内血管。

（3）检查软产道 胎盘娩出后，用无菌纱布擦净外阴血迹。仔细检查会阴、小阴唇内侧、尿道口周围、阴道壁及宫颈有无裂伤。如有裂伤，应立即按解剖结构缝合。

第十六节　会阴切开缝合术

【目的】

避免会阴严重裂伤，避免早产儿在产道内压迫过久，产妇有并发症时缩短第二产程。

【用物准备】

侧切缝合包内有包布 1 块、卫生巾 1 块、侧切剪 1 把、线剪 1 把、持针器 1 把、有齿小镊子 1 把、止血钳 2 把、50 mL 小量杯 2 个、纱布 4 块、肠线、丝线、20 mL 注射器、7 号长针、碘伏。

【操作方法及程序】

1. 皮肤消毒 用碘伏以侧切口为中心，由里向外消毒，直径大于 10 cm 消毒 2 次。

2. 麻醉 以左侧切为例，用 0.5%～1% 普鲁卡因 20 mL 进行局部神经阻滞麻醉和局部浸润麻醉。术者将左手示指放入阴道内，触清该侧坐骨棘的位置。右手持 7 号长针头，在左侧坐骨结节至肛门连线中点稍偏向坐骨结节处，先注射一皮丘，然后在阴道内手指的引导下，将针头刺向坐骨棘内下方，即阴部神经经过的部位。先回抽，如无回血，局部注射普鲁卡因溶液 10 mL，即可麻醉局部神经。然后将针退至皮下，再向切口至会阴体方向及坐骨结节处，做扇形浸润麻醉。普鲁卡因总量应控制在 40 mL 左右。

3. 左侧会阴切开　经阴部神经阻滞麻醉后，术者将左手示指和中指伸入阴道，并稍分开，放于先露与阴道壁之间。右手将侧切剪张开，一叶置于阴道外，一叶沿示、中二指间入阴道。切线与垂直线约成 45°角，侧切剪刀刃应与皮肤垂直，待宫缩会阴皮肤绷紧时，一次全层剪开，会阴体高度膨隆时，侧切切口交角应略大于 45°，长度视需要而定，通常 3~5 cm。剪开后，可用无菌生理盐水纱布压迫止血。有小动脉出血者，应结扎血管。

4. 缝合　分娩结束后，仔细检查会阴伤口，有无深延、上延，检查阴道壁是否裂伤，有无血肿。一切正常后按解剖层次缝合。

（1）用生理盐水冲洗外阴及切口，重新更换无菌手套，铺卫生巾（遮住肛门）。

（2）阴道放入尾纱，从切口顶端上方超过 0.5 cm 处开始缝合，用圆针和缝线间断或连续缝合阴道黏膜至处女膜内缘处打结，注意将两侧处女膜的切缘对齐。

（3）继之用肠线间断缝合肌层，严格止血，不留无效腔。缝线不宜过深，防止穿透直肠黏膜。

（4）用碘伏消毒切口两侧皮肤，消毒时用纱布遮挡切口，以免造成产妇疼痛。用丝线间断缝合皮肤，缝线松紧度适宜，也可用缝线连续皮肤内缝合。

（5）缝合结束后，检查切口顶端有无空隙，阴道内有无纱布遗留，取出尾纱。

（6）用镊子对准表皮，防止表皮边缘内卷，影响愈合。

（7）用生理盐水将切口及周围皮肤擦净，嘱产妇向健侧卧位，保持切口局部清洁、干燥。

（8）检查有无肠线穿透直肠。

（9）巡回护士将产床调节成水平位，帮助产妇放平双腿休息，注意给产妇保暖。

第十七节　新生儿复苏

【目的】

保持气道通畅，建立呼吸，维持正常循环。

【用物准备】

1. 物品准备　基础治疗盘、氧气、新生儿面罩气囊复苏器、负压吸引器，各种型号的气管插管、吸痰器、新生儿喉镜、垫巾、胶布、剪刀、胃管。

2. 药品准备　肾上腺素、纳洛酮、注射用水等急救药品。

【操作方法及配合】

1. 新生儿的复苏　应遵循 ABCDE 复苏方案。

（1）建立通畅的气道

1）摆好复苏的体位。置新生儿于辐射热源保暖区，擦干身上的羊水、血迹，撤去湿巾。新生儿仰卧、肩部垫高 2~3 cm，呈轻微颈伸仰位，使呼吸道通畅。

2）吸净口腔、鼻腔的黏液。吸口腔黏液时，应注意吸引时间不超过 10 s，压力要适度，吸管插入深度要适当。使用机械吸痰时，应控制吸引压力即吸管闭合时负压不超过 100 mmHg。

3）必要时协助医生气管插管以保证气道通畅。

气管插管的指征：需长时间正压给氧人工呼吸、用气囊面罩复苏器人工呼吸无效、需要气管内吸痰及可疑膈疝者。

（2）诱发呼吸

1）对新生儿进行触觉刺激，以助建立呼吸。若新生儿无自主呼吸，进行触觉刺激（采用轻弹足底或摩擦背部）能刺激呼吸出现。

2）必要时正压人工呼吸，可用面罩气囊或气管插管正压给氧。正压给氧的两项指征：无呼吸或仅喘息、心率<100 次/min。正压给氧的操作：检查复苏气囊并接上氧气，选择大小合适的面罩接在气囊上。将面罩置病儿面部形成密闭，即给 100%浓度氧正压 15~30 s 的人工呼吸，频率为 40~60 次/min，手指压与放时间比为 1∶1.5，首次呼吸所需压力为 30~40 cmH$_2$O，以后为 20 cmH$_2$O。

（3）维持循环

胸外按压的指征为 100%浓度氧加压呼吸 15~30 s 后，心率<60 或 60~80 次/min 且无上升趋势。胸外按压有两种方法。拇指法：用双手拇指压迫胸骨下 1/3，双手环绕病儿胸廓，其余手指支撑患儿背部。双指法：用一只手的中指和示指或中指与环指的指尖压迫胸骨，没有硬垫时用另一手支撑患儿背部。压迫深度应为 1.3~1.8 cm，速度应为 120 次/min，每按压 3 次行人工呼吸 1 次。

（4）遵医嘱使用药物。

（5）保持环境温度，动态评估。

2. 术后观察 观察新生儿体温、呼吸、心率、尿量及皮肤颜色，发现异常及时通知医生。

【注意事项】

1. 面罩正压给氧时，面罩型号一定要正确，面罩过大可能损伤眼睛，过小则不能遮盖口鼻。

2. 正压给氧 2 min 以上者需插胃管，避免气体过多进入胃内，引起腹胀。

第十八节　乙肝疫苗接种

【目的】

通过人工自动免疫，使新生儿体内产生抗体，防止乙肝病毒感染。

【用物准备】

基础治疗盘 1 个、1 mL 注射器、乙肝疫苗、乙肝疫苗接种卡片。

【操作方法及程序】

1. 新生儿出生后在产房内接种，应严格查对。

2. 用 1 mL 注射器抽取 10 μg 乙肝疫苗。

3. 暴露新生儿右上臂外侧三角肌，用 75% 乙醇消毒皮肤，待干后肌内注射。

4. 整理用物，填写乙肝疫苗接种卡片。

【注意事项】

1. 出生后 24 h 内注射乙肝疫苗。

2. 无论产妇是否感染乙肝病毒，新生儿均注射 10 μg 乙肝疫苗。

3. 新生儿体重小于 2500 g，暂时不接种，待体重增长到 2500 g 后到指定医院补种。

第十九节　卡介苗接种

【目的】

通过人工自动免疫产生抗体，防止结核分枝杆菌感染。

【用物准备】

基础治疗盘 1 个、1 mL 注射器、卡介苗及缓冲液、卡介苗接种卡片。

【操作方法及程序】

1. 将新生儿推至治疗室，严格查对。

2. 将卡介苗溶液充分混合，用 1 mL 注射器抽取 0.1 mL 药液。

3. 暴露新生儿左臂三角肌下缘，用 75% 乙醇消毒皮肤，待干后皮内注射 0.1 mL 药液。

4. 将接种后的用物，如注射器、安瓿、棉签放入医用垃圾袋内。

5. 接种后在新生儿床头卡注明"已种"字样，填写卡片，出院时交产妇。

6. 记录保健手册，并向母亲讲解注射后局部会出现脓肿、结痂等现象，指导复查时间、地点。

【注意事项】

1. 卡介苗是活菌苗，应保存在冰箱内（2~8 ℃）。

2. 注射前核对卡介苗品名、剂量、批号和有效期，接种前需先振荡菌苗使之均匀，吸入注射器内也应随时摇匀，如发现有不可摇散的颗粒、药瓶有破漏、瓶签不清楚以及菌苗过期等情况都应废弃。接种时注意记录批号。

3. 安瓿打开后应在 1 h 内用完，不可在阳光下接种，否则影响效果。

4. 卡介苗为低毒性活结核分枝杆菌，多余菌苗应放入医用垃圾袋内。

5. 1 个月接种不同疫苗时，不可在同一侧肢体接种。

6. 注射部位不宜过深，局部呈皮丘、变白为宜。

第二十节　脐部护理

【目的】

保持脐部清洁，防止感染。

【用物准备】

治疗盘、75% 乙醇、棉签。

【操作方法及程序】

1. 新生儿沐浴后，用消毒干棉签蘸干脐轮周围的水，再用 1 或 2 根 75% 乙醇棉签消毒脐轮及脐带残端。

2. 脐带脱落后应继续用 75% 乙醇消毒脐轮直至分泌物消失。

【注意事项】

观察脐部有无异常分泌物，有无出血、渗血、皮肤红肿等异常情况。

第二十一节　臀部护理

【目的】

保持新生儿臀部清洁、舒适。

【用物准备】

尿布1块、小毛巾1块、护臀霜或鞣酸软膏。

【操作方法及程序】

1. 排尿后撤去尿布，用湿纸巾擦净会阴部及臀部，更换清洁尿布。

2. 排便后用温水清洁臀部，小毛巾蘸干，涂护臀霜，更换清洁尿布。

【注意事项】

动作轻柔，敏捷，注意保暖，尿布松紧大小适当。

第二十二节　鹅口疮护理

【目的】

保持口腔清洁，促进黏膜愈合。

【用物准备】

治疗盘、棉签、2%碳酸氢钠或10万 U/mL 制霉菌素混悬液、小毛巾。

【操作方法及程序】

1. 洗净双手，检查口腔黏膜。

2. 颈下围小毛巾，头偏向一侧。

3. 用棉签蘸药液涂擦口腔黏膜鹅口疮处，反复擦拭2遍，4次/日，每次喂奶后涂擦。

4. 擦拭后用小毛巾擦净口角，整理用物。

【注意事项】

1. 使用过的用物注意消毒，避免交叉感染。

2. 母乳喂养的病儿在喂奶后将药物涂于母亲乳头，4次/日，病愈后7日停药，行人工喂养时，奶瓶用后即煮沸消毒。

第二十三节　新生儿沐浴

【目的】

使新生儿皮肤清洁、舒适、避免感染。

【用物准备】

处置台或处置车、新生儿衣服、尿布、大小毛巾、无刺激性婴儿浴液、消毒棉签、大纱球、75%乙醇、20%鞣酸软膏或护臀霜、消毒植物油或液状石蜡、婴儿爽身粉、磅秤、沐浴装置1套。

【操作方法及程序】

1. 调节室温至26~28 ℃，水温39~41 ℃，浴水以流动水为宜。

2. 护士洗净双手，解开新生儿包被、检查腕条、核对姓名、床号。

3. 称体重并记录。

4. 脱衣服解尿布，护士以左前臂托住新生儿背部，左手掌托住其头颈部，将新生儿下肢夹在左腋下移至沐浴池，护士先用右前臂内侧试水温适宜，用小毛巾或纱球为新生儿擦洗双眼（由内眦洗向外眦）洗净脸部，洗头时用左手拇指和中指将新生儿双耳郭向内盖住耳孔（防止水流入造成内耳感染），清洗顺序依次为头、颈、腋下、上肢、手、胸背。然后掉转新生儿头部，将新生儿头枕在护士左肘部，清洗腹部、腹股沟、臀部及下肢，注意洗净皮肤皱褶处。

5. 将新生儿抱至处置台上，用大毛巾轻轻沾干全身，脐部用75%乙醇棉签擦拭，在颈下、腋下、腹股沟处撒爽身粉（女婴腹股沟撒爽身粉时遮盖会阴部），臀部擦20%鞣酸软膏，穿上衣服，兜尿布。

6. 查对腕条、床头卡，放回婴儿床。

【注意事项】

1. 洗澡时应注意观察新生儿全身情况，注意皮肤是否红润、干燥、有无发绀、斑点、皮疹、脓疱、黄疸。脐部有无红肿、分泌物及渗血，肢体活动有无异常，发现异常情况及时处理并报告医生。

2. 沐浴时间应在新生儿吃奶后1 h，沐浴露不要直接倒在新生儿皮肤上。

3. 保持室温、水温恒定，沐浴环境必须舒适、无风无尘。

4. 动作轻柔，注意保暖，避免受凉及损伤。

5. 沐浴时勿使水进入耳、鼻、口、眼内。

6. 腕条脱落应及时补上。

7. 颈下撒爽身粉时要用手掌遮盖新生儿口鼻。防止粉末吸入呼吸道。

8. 洗头时注意洗耳后。

第二十四节　新生儿家庭式沐浴

【目的】

使新生儿皮肤清洁、舒适、避免感染。

【物品准备】

处置台或处置车、新生儿衣服、尿布、大小毛巾、无刺激性婴儿浴液、消毒棉签、75%乙醇、20%鞣酸软膏或护臀霜、消毒植物油、婴儿爽身粉、沐浴盆 1 个、磅秤。

【操作方法及程序】

1. 调节室温至 26~28 ℃，水温 39~41 ℃，或以前臂内侧试温度感觉不烫即可，水量为 1/2~2/3 盆。

2. 洗净双手，解开包被，查对手腕条，核对姓名、床号。

3. 称体重并记录。

4. 护士以左前臂托住新生儿背部，左手托住其头颈部，将新生儿下肢夹在左腋下，先用清水洗净脸部（先洗眼睛，由内眦洗向外眦）；再将沐浴露约 10 mL 入浴盆中搅匀，护士用左手托住新生儿头颈部，用拇指和中指将新生儿双耳郭向内盖住耳孔（防止水流入造成内耳感染），洗头，洗净后擦干。

5. 脱衣服解尿布，检查全身情况，以左手托住新生儿头颈，右手握住新生儿双下肢踝部，将新生儿放入水中，左手托头颈部，右手用小毛巾洗颈下、腋下、双上肢、手、躯干、腹股沟及臀部、双下肢。注意洗净皮肤皱褶处，洗腹部时注意将新生儿全部浸入水中。

6. 将新生儿抱至处置台上，用浴巾迅速轻轻沾干全身，脐轮用 75%乙醇棉签擦拭，在颈下、腋下、腹股沟处撒爽身粉（女婴腹股沟撒爽身粉时应遮盖会阴部），臀部擦 20%

鞣酸软膏，穿上衣服，兜尿布。

7. 查对床头卡、腕条，放回婴儿床。

【注意事项】

1. 同本章"新生儿沐浴"。

2. 出院前应向母亲讲解沐浴操作的要点，便于出院后家庭护理。

第二十五节　新生儿抚触

【目的】

新生儿抚触是肌肤的接触，促进母婴情感交流；能促进新生儿神经系统的发育，增加新生儿应激能力；能加快新生儿免疫系统的完善，提高免疫力；加快新生儿对食物的吸收，使新生儿体重增加。

【用物准备】

室温计 1 个、尿布 1 块、润肤用品、包被 1 条。

【操作方法及程序】

1. 保持室温 28 ℃，护士操作前洗净双手，指甲剪短，双手涂润肤油。

2. 将新生儿放置在包被上，解开新生儿衣物，检查全身情况，及时更换尿布。

3. 抚触顺序依次为头部、胸部、腹部、上肢、手、下肢、背部、臀部、脚，要求动作要到位，开始轻柔，然后逐渐加力。整套动作要连贯熟练。

4. 动作要求　每个部位的动作重复 4~6 次。

（1）头面部　①两拇指指腹从眉间向两侧推至发际；②两拇指从下颌部中央向两侧以上滑行，让上下唇形成微笑状；③一只手托头，用另一只手的指腹从前额发际抚向脑后，避开囟门；最后示、中指分别在耳后乳突部轻压一下；换手，同法抚触另半部。

（2）胸部　两手分别从胸部的外下方（两侧肋下缘）向对侧上方交叉推进，至两侧肩部，在胸部划一个大的交叉，避开新生儿的乳头。

（3）腹部　示指、中指依次从新生儿的右下腹至上腹向左下腹移动，呈顺时针方向画半圆，避开新生儿的脐部和膀胱。

（4）四肢　两手交替抓住新生儿的一侧上肢，从上臂至手腕轻轻滑行，然后在滑行的过程中从近端向远端分段挤捏。对侧及双下肢做法相同。用拇指指腹从新生儿掌面（脚跟）向手指（脚趾）方向推进，并从手指（脚趾）两侧，轻轻提拉每个手指（脚趾）。

（5）背部　以脊椎为中分线，双手分别平行放在脊椎两侧，往相反方向重复移动双手；从背部上端开始逐步向下渐至臀部，最后由头顶沿脊椎抚触至骶部、臀部。

【注意事项】

1. 窒息抢救、观察期新生儿、颅内出血、皮下出血新生儿等有特殊情况的暂停抚触。

2. 根据新生儿状态决定抚触时间，一般时间为 10~15 min，注意避免在新生儿饥饿或进食后 1 h 内抚触。每日 1 或 2 次为佳，建议最好在新生儿沐浴后进行。

3. 抚触者应洗净双手再把润肤油倒在手中，揉搓双手温暖后再进行抚触。

4. 在抚触进行中，如出现哭闹、肌张力提高、兴奋性增加、肤色改变等，应暂时停止抚触，如持续 1 min 以上应完全停止抚触。

5. 抚触时应注意与新生儿进行目光与语言交流。

第二十六节　母乳喂养

【目的】

满足新生儿生长发育的需要。

【用物准备】

清洁毛巾。

【操作方法及程序】

1. 护士、母亲洗净双手，用湿毛巾擦净乳头。喂奶前向产妇解释，并观察乳汁分泌情况。

2. 协助母亲选择舒适的体位（如坐位、卧位），帮助母亲掌握以下技巧。

（1）新生儿的头与身体呈一条直线。

（2）新生儿的脸对着乳房，鼻头对着乳头。

（3）母亲抱着新生儿贴近自己。

3. 手托乳房的方法为手指靠在乳房下的胸壁上，并使示指支撑乳房基底部；用拇指轻压乳房上部，可以改善乳房形态，易于新生儿含接，托乳房的手不要太靠近乳头处。

4. 母亲用乳头碰新生儿的嘴唇，使新生儿张嘴。待新生儿把嘴张大后，再把乳头及大部分乳晕放入新生儿口中。

【注意事项】

1. 做到按需哺乳，早开奶。

2. 乳量较少时吸完一侧再吸另一侧，如乳量较多，每次可吸吮一侧乳房，下一次哺乳时喂另一侧，做到有效吸吮。

3. 哺乳后挤出少许乳汁涂在乳头及乳晕处，可预防乳头皲裂；患乳腺炎时，可酌情进行母乳喂养；若有乳房肿胀时，应用吸奶器吸出乳汁。

4. 勿用肥皂水、乙醇等刺激性物品清洗乳头。

5. 不可随便给新生儿添加水及其他饮料。

6. 睡觉时注意不要使乳房受压，要坚持夜间哺乳。

第二十七节　人工喂养——配奶

【目的】

提供清洁卫生的配方奶。

【用物准备】

500 mL 或 1000 mL 量杯 1 个、奶粉 1 罐、奶粉量勺 1 个、无菌调奶器（搅拌棒或勺 1 个）、暖瓶 1 个、无菌奶瓶 1 个、温开水适量（煮沸后 5~10 min 再冷却至 40~60 ℃）、干净抹布 1 块。

【操作方法及程序】

1. 擦净桌面，保持清洁。

2. 洗手后戴口罩，打开包布取出无菌量杯、调奶器、暖瓶。

3. 将量好的温开水倒入量杯，用量勺取适量奶粉倒入量杯，用搅拌勺搅匀使其完全溶解。

4. 根据新生儿奶量倒于奶瓶内。

5. 配奶用物清洗后，送高压蒸汽灭菌备用。

【注意事项】

配奶时，先准备好适量的温水，再加入奶粉搅拌，防止配方奶中营养物质的破坏。注意清洁，避免污染。

第二十八节　人工喂养——温奶

【目的】

为不能母乳喂养的新生儿准备温度适宜的母乳。

【用物准备】

无菌奶瓶、无菌奶嘴、无菌奶嘴盖、冰箱冷藏室内的母乳、无菌镊子。

【操作方法及程序】

1. 洗手。

2. 从冰箱中取出母乳。

3. 将适量的母乳倒于奶瓶内。

4. 用镊子夹奶嘴，套上奶瓶，盖上奶嘴盖。

5. 将多余母乳存于冷藏室（可保存 24 h，未用尽则弃去）。

6. 将奶瓶放入水箱中，调至 40 ℃加温（或放置于 50～60 ℃的热水中隔水加热 5～10 min）。奶温 38～40 ℃，或以前臂掌测试奶温即可。

【注意事项】

保持母乳的温度适宜，温度过高或过低可造成新生儿的不适。

第二十九节　人工喂养——奶瓶喂养法

【目的】

当母乳不足或有其他医学指征时，供给新生儿足够的营养及液体。

【用物准备】

清洁的小毛巾或面巾纸、温热的奶、尿布。

【操作方法及程序】

1. 携用物至婴儿床旁。

2. 为新生儿更换尿布。

3. 洗手。

4. 配奶方法同本章"人工喂养——配奶"。

5. 检查奶的温度，并注意奶嘴孔大小。

6. 小毛巾或面巾纸垫在新生儿颈部。

7. 抱起新生儿，倾斜奶瓶使奶充满整个奶嘴，再放在新生儿舌上，即开始喂食。

8. 喂食中可轻轻移动奶瓶，以刺激吸吮。

9. 若新生儿停止吸吮，则可以轻拍其背部后再喂，喂食完毕后拍背以驱尽胃内空气。

10. 喂食中随时用小毛巾或面巾擦拭新生儿嘴边溢出的奶，并观察新生儿的呼吸、面色、有无呛咳等异常情况。

11. 将新生儿放回婴儿床，取侧卧体位，避免溢奶后窒息。

12. 整理用物，洗手。

13. 记录新生儿喂奶情况，有无大便、小便及其他异常情况。

【注意事项】

1. 奶瓶须经消毒后方可使用。

2. 奶嘴孔不宜过小或过大。

3. 每周测体重，评估新生儿是否获得足够的营养。

第三十节 人工喂养——滴管喂养法

【目的】

帮助不能吸吮的新生儿获得足够热量。

【用物准备】

无菌小量杯、温热的配方奶或挤出的母乳、小毛巾或面巾纸、尿布（备用）。

【操作方法及程序】

1. 备齐用物至婴儿床旁。

2. 检查新生儿尿布，必要时予以更换。

3. 洗手。

4. 将小毛巾或面巾纸垫在新生儿颈部。

5. 抱起新生儿用滴管将奶滴入口中。

6. 喂食后轻拍背部以驱尽胃内空气。

7. 随时用小毛巾或面巾擦拭新生儿嘴边溢出的奶。

8. 喂食中随时观察新生儿的呼吸、面色、有无呛咳等异常情况。

9. 将新生儿放回婴儿床，取侧卧体位，将头偏向一侧。

10. 整理用物，洗手。

11. 记录新生儿喂奶情况，有无大小便及其他异常情况。

【注意事项】

1. 每周测体重，注意新生儿是否获得足够的热量和液体。

2. 喂奶过程中使新生儿舒适，在吸吮时滴奶，喂奶中避免呛咳。

第三十一节 人工喂养——口杯喂养法

【目的】

供给不能接受母乳喂养的新生儿足够的营养和液体。

【用物准备】

清洁的小毛巾或面巾纸、温热的奶、无菌口杯、尿布（备用）。

【操作方法及程序】

1. 备齐用物。

2. 检查新生儿尿布，必要时予以更换。

3. 洗手。

4. 检查奶的温度。

5. 喂哺者抱起新生儿使其保持半坐位。

6. 将小毛巾或面巾纸垫在新生儿颈部。

7. 倾斜杯口使奶刚刚能碰到新生儿的口唇，使其自己吸吮。

【注意事项】

1. 不要将奶倒入新生儿口中，避免呛咳。

2. 喂奶后注意观察是否吐奶。

第三十二节 人工喂养——母乳喂养辅助器喂哺法

【目的】

供给新生儿足够的热量，满足吸吮的需要，促进母亲泌乳，避免乳头错觉。

【用物准备】

一次性哺乳器（由 1 根细硅胶管、1 个盛奶用的口杯及硅胶管的接头、胶布组成）；适量温度的配方奶、小毛巾或纸巾、尿布（备用）。

【操作方法及程序】

1. 洗手。

2. 开启包装袋取出哺乳器。

3. 口杯内备好温度适宜的奶。

4. 携准备好的用物到床旁。

5. 检查新生儿尿布，必要时予以更换。

6. 洗手。

7. 将辅乳器一端放在口杯内，另一端与硅胶管连接，紧贴乳头用纸胶布固定于乳晕上方 1 cm 处。

8. 在新生儿张嘴时将乳头与软管一同送入口中。

9. 根据新生儿需要，以母亲手指按压软管以调节滴速。

10. 吸吮完毕后取下一次性辅乳器，整理用物。

【注意事项】

1. 取用辅乳器时注意消毒日期。

2. 加奶要有适应证。

（田勤菊　孙艳敏　孙明明　孙　潇　宋娜娜　张小云　李永娜）

第四章 儿科护理技术操作

第一节 约 束 法

【目的】

防止患儿过于活动，以利于诊疗操作顺利进行或防止碰伤身体。

【用物准备】

1. 全身约束法用物 凡能包裹病儿全身的物品皆可使用，如大毛巾、毛毯、大单等。

2. 手足约束法用物 手足约束带或纱布棉垫与绷带。

【操作方法及程序】

1. 全身约束法

（1）将大单折成自患儿肩部至踝部的长度，将患儿放于中间。

（2）以靠近护士一侧大单紧紧包裹同侧病儿的上肢、躯干和双脚，至对侧患儿腋窝处整齐地掖于身下。

（3）再将大单的另一侧包裹手臂及身体后，紧掖于靠护士一侧身下。如患儿过分活动，可另加绷带系于大腿处。

2. 手足约束法 用约束带一端系于手腕或足踝部，另一端系于床栏上。

（1）绷带卷及棉垫法 用约束带打成双套结，以棉垫包裹手腕或足踝，将双套结套在棉垫外稍拉紧，使手足不易脱出，又不影响血液循环为限，将约束带末端系在床栏上。

（2）特制手足固定带法 使患儿平卧姿势舒服，将固定带横铺在床上相当于病儿手腕、足踝处，将约束带两端紧系于床档的栏杆上。

【注意事项】

1. 约束带捆扎松紧要适宜，定时松解。

2. 定时观察局部皮肤血液循环状况。

3. 避免皮肤损伤，必要时局部按摩或加厚棉垫。

第二节 早产儿暖箱的应用

【目的】

以科学的方法，创造一个温度和湿度都适宜的环境，使患儿体温保持稳定，用以提高未成熟儿的成活率。

【用物准备】

暖箱。

【操作方法及程序】

1. 入暖箱条件

（1）凡出生体重在 2000 g 以下者。

（2）异常新生儿，如新生儿硬肿症、体温不升者。

2. 入暖箱前准备

（1）暖箱需先用消毒液擦拭消毒。

（2）接通电源，检查暖箱各项显示是否正常。

（3）将水槽内加入适量的蒸馏水。

（4）将暖箱调温至所需的温度预热。根据早产儿出生体重与出生天数决定暖箱温度（表 4-1），相对湿度为 55%~65%。

表 4-1 不同出生体重早产儿暖箱温度参考数据

出生体重（g）	暖箱温度			
	35 ℃	34 ℃	33 ℃	32 ℃
<1000	出生 10 日内	10 日	3 周	5 周
<1500	—	出生 10 日内	10 日	4 周
<2000	—	出生 2 日内	2 日	3 周
<2500	—	—	出生 2 日内	2 周

3. 入暖箱后护理

（1）密切观察患儿面色、呼吸、心率、体温变化，随体温变化调节暖箱温度。

（2）各种操作集中进行，动作要轻柔、熟练、准确。

（3）每日在固定时间测患儿体重1次。

（4）交接班时各班应交接暖箱使用情况。

（5）患儿需要暂时出暖箱接受治疗检查时，要注意保温。

（6）水槽内蒸馏水每日更换1次，每周消毒暖箱1次。

（7）对出生体重低于1000 g的早产儿，箱内一切用物（布类）均需经过高温消毒。

4. 出暖箱后的处理

（1）切断电源。

（2）放掉水槽内的蒸馏水。

（3）用消毒液擦拭、清洁暖箱。

（4）以紫外线灯照射30 min后，表面置遮盖物备用。

【注意事项】

1. 暖箱不宜置于太阳直射、有对流风及取暖设备附近，以免影响箱内温度的控制。

2. 经常检查暖箱有无故障或调节失灵现象，以保证正常使用。如果暖箱发出报警信号应及时查找原因，妥善处理。

3. 定期做细菌培养以检查清洁消毒质量。

4. 严禁骤然提高暖箱温度，以免患儿体温突然上升造成不良后果。

第三节　光照疗法

【目的】

光照治疗是一种通过荧光灯照射治疗新生儿高胆红素血症的辅助疗法。主要作用是使血清间接胆红素经光氧化分解为直接胆红素，从而易于从胆汁和尿液中排出体外。

【用物准备】

光疗设备。

【操作方法及程序】

1. 入箱前准备

（1）清洁光疗箱，水箱内加蒸馏水至2/3满，接通电源使箱温升至患儿适中温度，相对湿度达55%～65%。

（2）为患儿测体重、体温。

（3）将患儿裸露，戴眼罩，用长条尿布遮盖会阴部，特别要注意保护男婴生殖器。

（4）用大毛巾将箱周围围好，以防碰伤患儿。

（5）将患儿置于阳光下，关好边门。灯管与皮肤距离为 33~50 cm。

（6）登记入箱时间。

2. 入箱后观察及护理

（1）每 2~4 h 测体温 1 次，如有异常变化随时测体温，根据体温调节箱温。

（2）观察患儿精神、反应、呼吸、脉搏变化及黄疸进展程度。

（3）观察大便次数及性质，多喂水。

（4）光照射过程中如出现烦躁不安、皮肤呈花纹状、高热、惊厥等情况时应及时报告医生，找出原因，必要时可调节灯管数目，拉开边门使箱温降低。若情况不见好转，则停止光疗，出箱观察。

（5）单面照光一般应每 2 h 更换 1 次体位，可以仰卧、侧卧、俯卧交替更换。

3. 出箱护理

（1）切断电源。

（2）摘掉眼罩，将患儿衣着整理舒适，测体重。

（3）登记出箱时间。

（4）倒尽水槽中水，用有效消毒溶液擦净蓝光箱，整理完毕后备用。

【注意事项】

1. 灯管使用不得超过规定的有效时间，以保证灯管照射的效果。

2. 照射中勤巡视，及时清除患儿的呕吐物、汗水、大小便，保持箱体玻璃的透明度。工作人员为患儿检查、治疗、护理时，可戴墨镜，并严格进行交接班。

第四节　婴幼儿服药法

【目的】

药物经口服后被胃肠道吸收和利用，以达到治疗的目的。

【用物准备】

水杯（内盛有温开水）、小勺、药杯、小毛巾。

【操作方法及程序】

1. 发药前进行查对，准确无误时执行。必要时碾碎片剂药。

2. 携水与药至床旁,如有粉状药先用水溶解。给患儿围上小毛巾。

3. 护士抱起患儿坐在椅子上,用左臂固定患儿的双臂及头部,如不宜抱起,则须抬高头及肩部,头偏向一侧。

4. 用小勺盛药液从嘴角处顺口颊方向慢慢喂入,待患儿将药液咽下后再将药勺拿开,以防患儿将药液吐出。

【注意事项】

1. 婴儿喂药应在喂奶前或两次喂奶间进行。

2. 患儿如有呛咳、恶心,应暂时停止喂药,轻拍后背或转移注意力,待好转后再喂。如病儿呕吐,应将头偏向一侧,防止药液误入气管内。

3. 中、西药不能同时服用,须间隔30~60 min,任何中、西药均不可混于乳汁中同时哺喂。

4. 喂药时应按药物的不同性质使用不同的服药方法。

5. 训练和鼓励患儿自愿服药。

6. 因某种原因患儿不能或暂不能服药时,应将药带回保管并交班。

第五节 婴幼儿灌肠法

【目的】

1. 刺激肠蠕动,软化和清除粪便,排除肠内积气,减轻腹胀。

2. 清理肠道,为手术、检查做准备。

3. 解除和清除肠道内有害物质,减轻中毒。

4. 降温。

【用物准备】

1. 治疗盘 内置灌肠筒、玻璃接头、肛管、血管钳、垫巾、弯盘、棉签、卫生纸、润滑剂(可用液状石蜡、凡士林)、量杯、水温计、输液架、便盆、尿布。冬季备毛毯用于保暖。

2. 灌肠液 常用0.1%~0.2%的肥皂水、生理盐水,溶液温度为39~41 ℃,用于降低体温时为28~32 ℃。

3. 灌肠液量 遵医嘱而定,常用液量见表4-2(供参考)。

表 4-2　不同年龄患儿灌肠液量

年龄	灌肠溶液量（mL）
<6 个月	50
6 个月至 1 岁	100
1~2 岁	200
2~3 岁	300

【操作方法及程序】

1. 备齐用物携至床旁，挂灌肠筒于输液架上，灌肠筒底距离床褥 30~40 cm。

2. 将枕头竖放，使其厚度与便盆高度相等，下端放便盆。

3. 将垫巾放于便盆下防止污染床单位。

4. 用大毛巾包裹约束病儿双臂后使其仰卧于枕头上，臀部放在便盆宽边上。解开尿布，如无大小便则用垫巾垫在臀部与便盆之间，两腿各包裹 1 块垫巾分别放在便盆两侧。

5. 连接肛管并润滑其前端，排尽管内气体，用血管钳夹紧橡胶管，将肛管轻轻插入直肠（婴儿 2.5~4 cm，儿童 5~7 cm）后固定，再用 1 块尿布覆盖在会阴部之上，以保持床单的清洁。

6. 松开止血钳，使液体缓缓流入，护士一只手始终扶持肛管，同时观察患儿一般状况及灌肠液下降速度。

7. 灌毕夹紧肛管，用卫生纸包裹后轻轻拔出，放入弯盘内。若需保留灌肠液，可轻轻夹紧小儿两侧臀部数分钟。

8. 协助排便，擦净臀部，取出便盆，为小婴儿系好尿布并包裹，使其舒适。

9. 整理用物、床单位，记录溶液量与排便性质。

【注意事项】

1. 根据小儿年龄选用合适的肛管和决定灌肠液量。

2. 灌肠中注意保暖，避免受凉。液体流入速度宜慢，并注意观察小儿情况，如小儿突然腹痛或腹胀加剧应立即停止灌肠，并与医生联系，给予处理。

3. 若为降温灌肠，液体应保留 30 min 后再排出，排便后 30 min 再测量体温并记。

第六节　先天性巨结肠根治术术前清洁灌肠法

【目的】

1. 灌洗结肠，排出粪便，解除腹胀，增进食欲。

2. 使结肠炎症缓解，减轻肠壁炎症和水肿，改善血液循环。

3. 清除结肠内积存粪便及软化粪石，有利于手术操作，防止术中粪便污染，减少术后并发症。

【用物准备】

铺治疗盘，内备温生理盐水（39～40 ℃，根据患儿年龄准备 1000～5000 mL）、500～1000 mL 量杯 1 个、灌肠器 1 个、弯盘 1 个、大方纱 2 块、液状石蜡、纱布 1 块、肛管 1 根（其粗细根据患儿年龄选择）、水温计，另备垫巾、便盆。

【操作方法及程序】

1. 加热清洁灌肠所需的生理盐水，以水温计测量溶液温度，调节至 39～41 ℃。

2. 核对患儿姓名、年龄，首次灌肠需查看钡灌肠平片。

3. 条件许可采取两人配合操作效果最佳，一人负责按揉腹部并固定患儿体位，另一人负责灌洗。

4. 向患儿及其家长解释，耐心说服并取得合作，并嘱其排尿后带至灌肠室。

5. 协助患儿脱去裤子，取仰卧位，请家长适当固定患儿（无陪住家长者可适当约束），双膝屈曲，将尿垫垫于臀下，臀下置便盆，盖好被单。操作者站在患儿右侧，协助者站在左侧。以液状石蜡润滑肛管前端及肛门处，分开臀部，显露肛门，将肛管缓缓插入肛门。如遇阻力应暂停，当患儿腹压下降时继续推进肛管，应通过痉挛段（可以见到大量排气排便为准），操作者左手固定肛管。以灌肠器抽吸适量灌肠液，每次 20～40 mL，缓缓注入肛管。注液后协助者自右下腹→上腹→左下腹轻轻按揉病儿腹部，使灌肠液自然排出或吸出。如溶液注入或排出受阻，可协助患儿变换体位或调整肛管插入的深度，多次移动肛管，反复灌洗，并准确测量灌入量和排出量，达到出入量基本相等或出量大于注入量。

6. 若有灌肠液注入受阻，或抽吸不畅时，应检查有无粪块阻塞或肛管打折，若有粪石可在灌肠后行液状石蜡保留灌肠以使粪石软化。遇有腹胀严重者，可在灌肠后留置肛管并固定，利于粪便和气体排出。灌肠毕，用大方纱包住肛管并反折拔出放入弯盘内，擦净肛门。将患儿送回病床休息。清理用物，并消毒。

7. 整理灌肠室，开窗通风。

8. 记录结果。

【注意事项】

1. 灌肠过程中如患儿有便意时，嘱其做深呼吸。注意尽量少暴露病儿肢体，尤其是冬季，防止着凉。

2. 掌握液体温度、速度和液量。婴幼儿应严格控制灌肠液量。注入液体时，严禁按揉病儿腹部。

3. 灌肠过程中及灌肠后，应注意观察病情，发现面色苍白、精神萎靡、异常哭闹、腹胀或排出液为血性时，均应立即停止灌肠，并和医生联系。

4. 灌肠治疗期间，患儿应进无渣半流食或无渣儿童饭，避免进食水果及蔬菜，以免影响灌肠效果。

5. 灌肠液应为等张生理盐水，排出总量（注入量+粪便排出量）应大于注入总量。

6. 选择软硬粗细适宜的肛管，插肛管、揉腹动作均应轻柔，如排出物有血，应停止灌肠，严密观察并报告医生以除外肠损伤。

第七节 股静脉采血

【目的】

1. 采血做生化检查，以协助诊断。

2. 为病情危重不宜翻动、肥胖且不易找寻血管的婴幼儿采血。

【用物准备】

基础治疗盘，注射器 1 支或 2 支，各种试管、血培养瓶，酒精灯，火柴及小沙枕等。

【操作方法及程序】

1. 严格无菌操作，操作前洗手，戴口罩。

2. 将用物携至患儿床旁，向患儿及家长做好解释说明，消除恐惧心理，以取得合作。做好局部皮肤清洁工作，婴幼儿用尿布包裹好会阴部，以免排尿污染穿刺点。

3. 协助者使患儿仰卧，将其大腿外展与躯体成 45° 角，垫高穿刺处，使腹股沟展平，小腿弯曲 90° 角，呈蛙状，充分暴露局部。

4. 按常规消毒皮肤及术者左手示指，用左手示指在腹股沟韧带中下 1/3 处摸到股动脉搏动最明显处并固定好，右手持注射器沿股动脉内侧 0.5 cm 处垂直刺入（根据病儿胖瘦决定刺入深度）后，逐渐提针并抽吸，见抽出暗红色血，固定针头，抽取血液至需要量。

5. 协助者用消毒干棉球按压针孔处 5~10 min 后贴胶布固定棉球。

6. 拔针后术者将血液标本注入采血管或血培养瓶内。

7. 穿刺完毕按常规处理污物。

【注意事项】

1. 严格无菌操作，充分暴露穿刺部位。若穿刺失败，不宜多次反复穿刺，以免形成血肿。

2. 穿刺时，如抽出血液为鲜红色，则提示已穿入股动脉，应立即拔出针头，用消毒棉球紧压穿刺处数分钟，直至无出血为止。

3. 穿刺后检查局部有无活动性出血，无出血方可离去。

4. 有出血倾向或凝血功能障碍者禁用此法，以免引起出血。

（孙艳敏　孙明明　张小云　孙　潇　宋娜娜　田勤菊　黄海萍）

第五章　五官科护理技术操作

第一节　眼部涂药膏法

【目的】

1. 治疗眼部疾病。

2. 散瞳检查眼底。

【用物准备】

消毒棉签及棉球、消毒眼垫、玻璃棒、抗生素眼药膏、胶布。

【操作方法及程序】

1. 玻璃棒法

（1）用消毒玻璃棒蘸少许眼膏。

（2）嘱患者眼球向上看，玻璃棒与睑裂平行自颞侧将药膏涂在下穹隆部，嘱患者闭眼。

（3）轻轻将玻璃棒抽出，用棉签擦去流出眼外的药膏，必要时盖眼垫。

（4）用棉球将玻璃棒擦干净。

2. 软管法

（1）手持眼药膏软管将药膏挤入下穹隆结膜囊内，提起上睑轻轻将眼睑闭合。

（2）涂眼药膏后用棉签和棉球轻轻擦去外溢的药膏。

【注意事项】

1. 检查玻璃棒是否完整，两端是否光滑，以免有破损而损伤角膜。

2. 用散瞳眼膏时须用干棉球压迫泪囊数分钟。

3. 涂眼药膏时切忌软管碰到角膜和睑睫毛，以免造成角膜损伤和药膏污染。

第二节 泪道冲洗术

【目的】

1. 用于检查泪道是否通畅。

2. 内眼或泪道手术前常规准备。

3. 用于泪道注入抗生素治疗慢性泪囊炎。

【用物准备】

一次性弯针头、一次性注射器（2~5 mL）、消毒泪点扩张器、受水器、生理盐水、消毒棉签、表面麻醉药、抗生素眼药水。

【操作方法及程序】

1. 患者取靠坐位或仰卧位，以手指或棉签挤压泪囊部位，排出泪囊内的积液、脓液。

2. 滴表面麻醉药于泪点处或以棉签浸表面麻醉药后夹于上、下泪点间隔数分钟。

3. 取2~5 mL注射器，内盛生理盐水或抗生素溶液，安上弯针头。

4. 嘱患者头部微向后仰固定不动，向上注视，将下睑向外下方牵拉，暴露下泪点，将冲洗针头垂直插入泪点1~2 mm，然后转为水平方向向鼻侧进入泪小管内3~5 mm，缓缓注入药液后，仔细观察泪点溢液情况，并询问患者咽部是否有水。

5. 记录结果。

【注意事项】

1. 操作前须向患者做好解释，以取得合作。

2. 冲洗泪道不畅或阻力很大时，应询问病情，如无流泪史，应将针头轻轻转动冲洗，因有时针头被泪小管黏膜皱褶所阻塞，而产生不通的假象。

3. 泪点狭窄冲洗针头不能进入时，可先用泪点扩张器扩张泪点。

4. 操作时要谨慎、细心，冲洗针头前进时不宜施以暴力，避免损伤泪道或造成假道。

第三节 结膜下注射法

【目的】

将药物注入结膜下以提高药物在眼内的浓度，增强和延长药物作用时间，治疗眼前段疾病，也用于眼球手术的局部浸润麻醉。

【用物准备】

消毒棉块或棉签、消毒眼垫、一次性注射器、一次性 4 或 5 号针头、表面麻醉药、抗生素眼药水、胶布、绷带。

【操作方法及程序】

1. 做好患者心理护理，消除恐惧，以取得患者的合作。

2. 结膜囊内滴用表面麻醉药 2 或 3 次，每次间隔 1~2 min。

3. 患者取坐位或仰卧位。

4. 上睑或下睑分别固定于相应眶缘处，嘱患者向上或向下注视，眼球应向注射部位的相反方向注视。

5. 选择充血较轻、血管较少的部位进行注射，注射针与眼球壁呈 10°~15° 角进针，切忌垂直，以免误伤眼球。针尖应背离角膜方向，将药物注入上方或下方球结膜下。

6. 结膜下注射常用部位为上或下球结膜或穹隆部结膜。

7. 慢慢注射药物，可见药液小疱形成。若注药部位有较多瘢痕形成，注射药物阻力较大，不易形成药液小疱，可更换注射部位，选择下穹隆部位注射。

8. 注射完毕，遵医嘱眼部用药、盖眼垫或绷带包扎。遵医嘱取下眼垫或打开绷带，按时用药。

【注意事项】

1. 注射时嘱患者向任一方向注视不动，以防发生意外。

2. 注射时不要用力过猛，以免刺伤巩膜。

3. 注射时针头与角膜平行或朝向穹隆部，避免发生危险。

4. 注射时要避开血管，并经常更换部位，以免形成粘连。

第四节　结膜结石剔除术

【目的】

将结膜结石剔除。

【用物准备】

消毒眼睑拉钩、消毒棉签、眼垫、抗生素滴眼液、消毒尖刀片或一次性注射针头、表面麻醉药。

【操作方法及程序】

1. 患者取仰卧位，结膜囊内滴表面麻醉药 2 次或 3 次。

2. 操作者一只手持眼钩，另一只手持棉签翻转上睑或下睑，暴露睑结膜面。

3. 嘱患者向手术眼睑相反的方向注视，以尖刀刀尖或注射针头剔除突出结膜面的结石。

4. 手术后眼部使用抗生素滴眼液，眼部盖眼垫，嘱患者用手掌稍用力压迫 2~5 min 止血后，取下眼垫。

【注意事项】

1. 尖刀片斜面向上，纵行挑开结膜面上的结石，以减少出血。

2. 结石多而成堆时，只取大而突出的，切不可一次取净，尽量减少睑结膜的损伤。

第五节　倒睫电解术

【目的】

解除倒向眼球的睫毛对角膜、结膜的长期刺激。

【用物准备】

75%乙醇、消毒棉签、棉球、消毒眼垫、2%~4%普鲁卡因、无菌睫毛镊数个、一次性注射器、电解毛囊器、抗生素眼药水。

【操作方法及程序】

1. 患者取仰卧位，睑缘皮肤以 75%乙醇消毒后（勿使乙醇流入眼内），嘱患者向任一方向注视不动，在倒睫附近的皮下进针，将少许 2%~4%普鲁卡因药液注入睑缘，退针后以棉签轻揉注射部位 1 min，如有出血，则应压迫 1~2 min。

2. 将电解器的阳极包以盐水湿棉球或湿纱布，置于患者同侧面颊部，以阴极针沿睫毛方向刺入毛囊约 2 mm 深后，按动开关，此时电流约 2 mA，通电时间 10~20 s，至针的周围出现白色气泡后退针。

3. 用睫毛镊子轻轻拔出睫毛。若不易拔出，说明毛囊根部尚未充分破坏，需再次进行电解。

4. 手术后眼部使用抗生素滴眼液。

【注意事项】

1. 电解倒睫前，检查仪器是否连接准确。

2. 针刺方向务必与睫毛方向一致。

3. 如发生皮下血肿，可压迫数分钟，严重者包扎 1 日。

4. 操作时注意勿伤及角膜。

第六节　耳部滴药法

【目的】

软化耵聍，消炎、止痛。

【用物准备】

小治疗盘 1 个、消毒棉签、无菌小棉球、滴耳药液、3%过氧化氢溶液、生理盐水（50 mL）、污物罐、小药杯 1 个。

【操作方法及程序】

1. 患者取卧位，头偏向健侧，患耳朝上。

2. 用棉签蘸取生理盐水擦拭外耳道内的分泌物，必要时用 3%过氧化氢溶液反复清洗至清洁为止，使耳道保持清洁通畅。

3. 轻拉耳郭，充分暴露耳道。

4. 将药液滴入 2 或 3 滴后，轻压耳屏，使药液充分进入中耳，将小棉球塞入外耳道口，以免药液流出。

5. 嘱患者保持原卧位 5~10 min。

【注意事项】

1. 药液不可过凉或过热，否则可刺激内耳引起眩晕等症状，甚至出现眼震。

2. 滴药时，小儿应将耳郭向后下方牵拉，成年人则向后上方牵拉。

3. 操作前，询问患者有无药物过敏史。

第七节　耳道冲洗法

【目的】

清除耵聍栓塞，清除耳道异物。

【用物准备】

耳冲洗器（或 20 mL 注射器）、弯盘、纱布、额镜、耳镜、消毒棉签、无菌棉球、温生理盐水 500 mL。

【操作方法及程序】

1. 患者取卧位，头偏向健侧，将弯盘紧贴于患者耳垂下方。

2. 操作者左手向后上轻拉患耳，用右手将盛有温盐水的耳冲洗器，沿外耳道后壁，轻轻推入，反复冲洗至耵聍或异物冲净为止。

3. 用棉签轻拭外耳道，检查鼓膜及外耳道情况，必要时用消炎药滴耳，再将小棉球轻放入外耳道口。

4. 观察有无内耳刺激征状。

【注意事项】

1. 冲洗液温度不可过凉或过热（药液温度应与体温相近）。

2. 动作轻柔，冲洗时切勿直射鼓膜，避免造成鼓膜损伤。

3. 急性炎症期及有鼓膜穿孔者不宜冲洗，以免引起并发症。

第八节　鼻腔滴药法

【目的】

收缩或湿润鼻腔黏膜，改善鼻腔黏膜状况，达到引流、消炎、通气的作用。

【用物准备】

遵医嘱备药、小治疗盘、无菌棉签、手电筒、小药杯、生理盐水（50 mL）。

【操作方法及程序】

1. 患者擤鼻，解开领口，取垂头仰卧位，肩下垫枕或头伸出床沿下垂。

2. 用生理盐水棉签清理鼻腔，检查鼻腔情况。

3. 左手轻推患者鼻尖，以充分暴露鼻腔，右手持滴鼻药药瓶距患者鼻孔约 2 cm 处，轻滴药液 3~5 滴。

4. 轻捏鼻翼，使药液均匀分布于鼻腔黏膜。

5. 保持原卧位约 5 min 后，患者方能坐起或行患侧卧位，使药液能进入患侧的前组鼻窦内。

【注意事项】

1. 操作前要洗手，避免交叉感染。

2. 要认真查对药液，检查药液有无沉淀变质。

3. 对于高血压及高龄老年患者，只能取肩下垫枕位。

第九节　鼻腔冲洗法

【目的】

清洗鼻腔，改善血液循环，促进炎症的吸收，用于鼻腔鼻窦手术后清痂、引流、消肿、止血、收敛、防止术腔粘连。

【用物准备】

鼻腔冲洗器、小毛巾、弯盘，遵医嘱备鼻腔冲洗液（无鼻腔冲洗液可用生理盐水或呋喃西林代替）。

【操作方法及步骤】

1. 每次冲洗前先将鼻腔冲洗器用凉开水冲洗干净。

2. 患者擤鼻，取坐位，清理并检查鼻腔情况。

3. 将鼻腔冲洗橄榄头一端塞入一侧前鼻孔内，另一端放入鼻腔冲洗液中，挤压冲洗器的橡胶负压球，进行鼻腔清洗，每侧鼻腔使用冲洗液 300~500 mL（无鼻腔冲洗液可用生理盐水或呋喃西林代替）。

4. 冲洗时，头前倾30°，低头并张嘴，颌下接弯盘，出水端应低于入水端。

5. 冲洗完毕，用清水把鼻腔冲洗器冲洗干净、风干、备用。

【注意事项】

1. 鼻腔、上呼吸道急性炎症及中耳急性感染不宜冲洗。

2. 冬天应将药液瓶放在温水中加热至与体温接近，冲洗药液温度不宜过高或过低。

3. 冲洗时压力不要过大，否则会使分泌物冲入咽鼓管，导致中耳炎。

4. 冲洗时不宜做吞咽动作。

5. 冲洗完毕，将冲洗器冲洗干净、风干备用，防止细菌滋生（一般每2周更换1个冲洗器）。

6. 一般术后鼻腔冲洗2周至1个月或遵医嘱。

第十节　鼻窦负压置换疗法

【目的】

吸引鼻腔内分泌物，促进鼻窦引流，利用负压使药液进入鼻窦以达到治疗目的。

【用物准备】

治疗盘、橄榄头、1%盐酸麻黄碱滴鼻液、药液、负压吸引装置（墙壁负压吸引装置）、镊子、滴管、面巾纸。

【操作方法及程序】

1. 患者取仰卧、肩下垫枕，头尽量后垂或头低垂位，使下颌部和两个外耳道口连线与水平线（即床面）垂直。

2. 沿两侧鼻孔贴壁缓慢滴入微温的1%盐酸麻黄碱滴鼻液3~5滴，以利于窦口打开，2~3 min后嘱患者擤尽鼻涕（萎缩性鼻炎禁用1%盐酸麻黄碱滴鼻液），保持卧位同前，每侧鼻腔均滴入2~3 mL药液，嘱其张口呼吸。

3. 用连接吸引器（负压<24 kPa）的橄榄头紧塞一侧鼻孔，1~2 s后急速移开，同时另一手拿面巾纸轻压对侧鼻翼以封闭该侧前鼻孔，吸引期间嘱患者连续发"开、开、开"音，使软腭上举以关闭咽腔，随即进行间断吸引，如此重复6~8次，双鼻孔交替进行，使鼻窦内分泌物吸出的同时，药液进入鼻窦。

4. 若幼儿不能合作者，其哭泣时软腭已自动上举，封闭鼻咽部，即使不发"开、开、开"音，也可达到治疗要求。根据病情，每隔1~2日治疗1次。

【注意事项】

1. 操作者动作要轻巧，抽吸时间不可过长、负压不可过大（一般不超过24 kPa），以免损伤鼻腔黏膜，引起头痛、耳痛及鼻出血，如发现此种情况应立即停止吸引。

2. 在急性鼻窦炎或慢性鼻窦炎急性发作期，不用此法，以免加重出血或使感染扩散。

3. 高血压患者不宜用此法，因治疗中应用麻黄素，所取头位和鼻内的真空状态可使患者血压增高、头痛加重。

4. 鼻腔肿瘤及局部或全身有病变而易鼻出血者，不宜采用此法治疗。

第十一节　磷酸锌粘固粉调和技术

【目的】

调和磷酸锌粘固粉用于窝洞充填时垫底，粘接修复体的材料。

【用物准备】

磷酸锌粘固粉、正磷酸溶液、消毒干燥的调板、调刀。

【操作方法及程序】

1. 查对物品。

2. 取适量磷酸锌粘固粉和正磷酸溶液置于调板上。

3. 左手持调板，右手持调刀，将粉分成两等份，取 1 份加入液中向一个方向研磨，使调刀与调板完全接触调和均匀。

4. 根据治疗需要将剩余粉分次少量徐徐加入，充分混匀，在 30~60 s 内完成递与医生，但调拌速度不宜太快。

5. 整理用物。

【注意事项】

1. 消毒后的调板和调刀应干燥。调和完毕的调板和调刀要及时清理干净。

2. 用于窝洞垫底时调成有黏性的稠糊状，以不粘充填器为标准，用于粘着修复体则调成富于黏性的稀薄糊状或拉丝状。

3. 调和中速度不宜过快，以免产热致温度升高加速材料凝固。

4. 调整时间为 30~60 s。

5. 拿取材料后及时盖好瓶盖，避免液体挥发、粉末潮解。

第十二节　根管充填技术

【目的】

用充填剂将根管堵塞、封闭，防止再感染。

【用物准备】

治疗器械盘 1 个、口杯、纸巾、水门汀充填器 1 个、光滑髓针（洗涤针）数支、剔刮器、冲洗器、消毒干燥的调板、调刀、吸唾器、酒精灯、火柴、碧蓝糊剂、丁香油、牙胶尖、磷酸锌粘固粉调和液。

【操作方法及程序】

1. 将碧蓝糊剂和丁香油按比例2.8∶1分别放置在玻璃板上。

2. 将碧蓝糊剂和丁香油充分研磨调和成糊状。

3. 为医生准备冲洗器，待医生清洗、干燥根管后将糊剂及牙胶尖递与医生。

4. 医生将根管充满后，护士立即点燃酒精灯将剔刮器烤热递与医生，医生将多余的牙胶尖去除。

5. 护士将调和好的磷酸锌粘固粉递与医生用做窝洞垫底或做永久充填（磷酸锌粘固粉的调和方法同前）。

【注意事项】

1. 注意无菌操作，消毒的调板、调刀要干燥。

2. 调和根管充填用的碧蓝糊剂要均匀。

3. 调整时间为30~60 s。

第十三节　印模材料调和技术

【目的】

调和印模材料用于修复缺失和缺损的牙齿、正畸治疗取印模的材料。

【用物准备】

托盘（根据口腔的大小及修复体的位置选择）、橡皮碗1个、调刀、印模。

【操作方法及程序】

1. 将印模材料与水按1∶1的比例放入橡皮碗内。

2. 左手持橡皮碗，右手持调刀以顺时针方向，将印模材料与水充分调和均匀，逐渐增加调和速度。

3. 将调和好的材料收拢于碗一侧，反复挤压排出气泡，使印模材料均匀细腻。

4. 取上颌模型，将调和好的印模材料放入托盘内递与医生。

5. 取下颌模型，分2次将调和好的印模材料呈条形状放入托盘内，递与医生。

6. 取印模后，嘱患者漱口，协助患者擦净口周，清理用物。护士洗手后填写印模通知单，将印模送至模型室。

【注意事项】

1. 印模材料与水的比例为 1 : 1。

2. 调好的印模材料应无气泡、无颗粒。

3. 印模材料的量不要超过托盘的边缘，减少患者的恶心感。

4. 调整时间为 30~45 s。

5. 操作完毕，需清洁橡皮碗及调刀。

（孙明明　田勤菊　黄海萍　孙艳敏　赵芳芳　阎业华）

第六章　精神科护理技术操作

第一节　约束带的使用

【目的】

1. 控制患者危险行为的发生（如自杀、自伤、极度兴奋冲动、有明显攻击行为等），避免患者伤害他人或自伤。

2. 意识障碍、谵妄躁动患者防止坠床。

3. 对治疗、护理不合作的患者保证治疗得以实施。

【用物准备】

约束带 2~4 条。

【操作方法及程序】

1. 向患者解释使用约束带的目的，尽量争取患者的配合。

2. 根据患者的情况选择约束部位。常用约束部位为腕、踝关节。

3. 用准备好的约束带从中间绕转，再对折成双套结。

4. 必要时套结处可用患者衣袖或棉垫包裹，将套结套在约束部位并拉紧，松紧适度，以能放进一或二横指为宜，以免影响血液循环，再打一个结使手脚不易脱出。将约束带固定于床上。

【注意事项】

1. 约束患者要非常谨慎，符合约束患者的适应证。使用时必须得到主管医生、护士长或值班护士的同意方可执行。

2. 正确使用约束带是防止患者发生意外，确保患者生命安全而采取的必要手段，不论患者是否接受约束，使用前都应耐心向患者解释清楚。

3. 保护性约束属制动措施，故使用时间不宜过长，病情稳定或治疗结束后应及时解除约束。需较长时间约束者应定时更换约束肢体或每 2 h 活动肢体 1 次。

4. 约束只能作为保护患者安全、保证治疗的方法，不可作为惩罚患者的手段。

5. 约束时，患者平卧，四肢舒展，卧位舒适。约束带的打结处及约束带的另一端不得让患者的双手触及，也不能只约束单侧上肢或下肢，以免患者解开套结发生意外。

6. 做好被约束患者的生活护理，协助患者大小便，保持床单的清洁干燥。经常检查约束部位的血液循环情况及约束带的松紧程度，并及时调整。

7. 约束带的使用一定要在护士的监视之下，并保证被约束患者不受其他患者的伤害，更应防止患者挣脱约束带而发生危险。

8. 做好记录，包括约束的原因、时间，约束带的数目，约束部位，解除约束时间，执行人等，并交办。

第二节　噎食的急救

【目的】

清除梗阻于咽部的食物，保持呼吸道通畅，缓解呼吸困难。

【操作方法及程序】

当发现患者在进食过程中呼吸停止时，应立即手指清除患者口腔中的食物。如手指清除无效应用海姆利希手法，排除梗阻于咽部的食物。

1. 立位腹部冲击法　患者站立，护士位于患者身后，双手环绕患者腰间，左手握拳并用拇指突起部顶住患者上腹部，右手握住左拳，向后上方用力冲击、挤压。连续做五六次，然后再拍打后背数次，常可将食物咳出。此法适用于意识尚清楚的患者。

2. 卧位腹部冲击法　卧位腹部冲击法可用于身材矮小，难以环腰立位冲击的食物阻塞者，更多地用于已昏迷的患者。让患者仰卧，护士右手掌压在患者上腹部（注意不要压住胸骨剑突，防止在冲击压迫时，导致胸骨骨折），左手压在右手上，双手分指扣紧，二臂伸直，用力向上、向下冲击压迫，反复冲击五六次，然后查看口腔，如有食物，用手抠出。

3. 胸部叩击法　对于身体肥胖者以及孕妇，不宜采用腹部冲击法，而应使用胸部叩击法。患者坐位或站位，护士站在患者身后，双手从其腋下穿过至胸前，左手握拳，并用拇指侧顶在患者胸骨中部，右手握住左拳向后上方冲击、挤压，压迫患者胸骨 6~8 次，直到食物被咳出。注意冲击压迫不要用力过大，防止造成胸骨骨折。

如果用以上方法不能将食物排出，应立即用环甲膜穿刺针或大号的无菌针头在环状软骨下方刺入气管，改善呼吸道受阻情况，并报告医生。协助医生行气管切开、心肺复苏术。

【注意事项】

1. 遇到噎食的患者，一定要争分夺秒，就地抢救。

2. 对突然发生的噎食，常需护士用手将食物从口中抠出，当手伸入患者口腔时，注意不要被患者反射性咬合动作咬伤手指。可以在伸手之前，用触手可及的物品如筷子、勺等垫在患者上下牙齿之间。

第三节　电痉挛治疗法

【目的】

电痉挛治疗也称电休克治疗，是用一定量的电流通过脑部，引起中枢神经系统癫痫样放电产生全身性抽搐发作的治疗方法。

电痉挛治疗适用于：

1. 抑郁状态，有强烈的自杀、自伤企图或行为者。

2. 极度兴奋、躁动、冲动、伤人者。

3. 拒食、违拗、紧张性木僵者。

4. 精神药物治疗无效或对药物治疗不能耐受者。

【用物准备】

电疗机、治疗床、头枕及胸枕各1个、盐水或导电胶、毛巾、牙垫、约束带、氧气、电动吸引器、简易人工呼吸机、开口器、舌钳、抢救用药等。

【操作方法及程序】

1. 治疗前护理

（1）向患者解释治疗的意义、方法和效果，以解除患者对电痉挛治疗的误解和顾虑，取得患者的合作。

（2）延服晨间口服药物。

（3）治疗前4 h禁食、水。

（4）测量生命体征并记录，生命体征有异常者汇报医生暂停治疗。

（5）根据医嘱，于治疗前 15 min 皮下注射硫酸阿托品 0.5~1.0 mg，洛贝林 0.3 mg。

（6）嘱患者排空大、小便，防止患者痉挛发作时便溺在床上。

（7）协助患者取下可摘义齿、眼镜、发卡，防止痉挛时异物坠入气管或发生外伤。

2. 治疗时护理

（1）协助患者仰卧于治疗床上，四肢自然伸直，尽量放松。

（2）松解患者的领口和裤带，以免影响呼吸。

（3）在患者颈部及肩胛骨下方各置一硬枕，使脊柱伸张。以减少治疗时发生脊椎压缩性骨折的可能。

（4）配合医生将牙垫置于患者上、下白齿之间，嘱其咬紧。防止痉挛时牙齿损伤或咬破唇舌。

（5）在患者的皮肤及电极板之间涂以盐水或导电胶糊，以免皮肤灼伤。

（6）治疗时 4 名护士站于患者两侧，分别保护患者两侧的肩、肘、髋、膝关节等处，患者痉挛时随着患者的抽动自然按扶。以防因过度伸张和抽动而造成骨折、脱臼或肌肉损伤。

（7）患者痉挛停止后，护士应配合医生将患者肩胛下方的枕头迅速撤出，将患者头部侧转，使口腔内分泌物自动流出，防止分泌物吸入呼吸道，同时做人工呼吸，帮助患者恢复自主呼吸。若患者自主呼吸恢复不好，应遵医嘱给予呼吸兴奋药、鼻导管给氧等抢救措施。

（8）待患者的自主呼吸和睫毛反射恢复后，整理好患者衣物，擦去导电胶浆与口角唾液，取出牙垫，检查口腔情况，将患者送回病房休息。

3. 治疗后护理

（1）回病房后，让患者平卧于床，头偏向一侧，以利于口腔内分泌物外流，防止吸入呼吸道。

（2）患者意识完全清醒前，应有专人护理，防止患者躁动不安时坠床摔伤。必要时给予约束带保护。

（3）密切观察脉搏、呼吸和血压。若患者出现脉快、脉弱、呼吸困难、面色苍白，应调整患者体位，检查患者是否因舌后坠阻塞气道所致，并通知医生。

（4）待患者完全清醒后再协助患者进食、服药。如发现患者有恶心、呕吐、头痛、背部或四肢疼痛等不适反应时,应及时报告医生处理。

(5) 观察患者肢体的活动情况,检查患者牙齿有无松动、唇舌有无损伤,以便及时发现、处理治疗并发症。

(6) 如患者有大小便失禁,应及时为患者更换衣裤。

(7) 整理用物,清洁、消毒物品备用。

第四节　无抽搐电痉挛治疗法

【目的】

无抽搐电痉挛治疗是应用肌肉松弛药与麻醉药使患者在麻痹状态下接受治疗。适应证同电痉挛治疗。心脏与肺部疾病患者慎用。

【用物准备】

同本章"电痉挛治疗"。

【操作方法及程序】

1. 治疗前护理　与电痉挛治疗前的护理相同。治疗前一日晚8：00后禁食,治疗前8 h禁水,治疗前30 min测生命体征。

2. 治疗时护理

(1) 患者仰卧于治疗床上,膀胱已排空,查看口腔,注意有无松动或破损的牙齿,可摘义齿,眼镜,松解衣领、裤带、裤口,予以吸氧。

(2) 安抚患者,减轻焦虑、恐惧。

(3) 将血氧探头夹于患者右手中指上。

(4) 打开静脉通路,将20~30 cm长塑料管头皮针做静脉穿刺,用已备好25%葡萄糖溶液20 mL连接头皮针做静脉注射10 mL,证明无问题后,即可遵医嘱顺序注射抗胆碱药物(硫酸阿托品),麻醉药物(硫喷妥钠)、肌肉松弛药(氯琥珀胆碱)。注射氯琥珀胆碱的速度宜慢,要仔细观察,当胸式呼吸停止,出现腹式呼吸及颊部、胸部肌肉纤颤时应立即中止给药。

(5) 协助医生将牙垫置于患者上、下白齿之间,以保护牙齿、嘴唇、舌头。

(6) 中止静脉给药后通电治疗,继而将头垫起并后仰,行活瓣气囊加压人工呼吸,同时给氧,直至自主呼吸恢复,拔除静脉针头,将患者用担架车送到恢复区,由护士专门进行治疗后监护。

3. 治疗后护理

（1）维持呼吸道通畅，将患者头偏向一侧，仔细观察是否存在呼吸道阻塞或呼吸困难。

（2）在意识障碍过程中，防止坠床和摔伤，监测呼吸、脉搏、直到意识完全清醒。

（3）意识恢复后，协助患者进食、服药。

（4）观察注射部位，如出现肿胀，轻度或较重的紫斑要遵医嘱给予药物外敷。

【注意事项】

1. 无抽搐电痉挛治疗前午夜起一定要禁食、水，否则停止当日治疗。

2. 严防药液外漏造成局部组织坏死。

3. 严格查对制度，防止差错。

4. 在给患者予治疗电刺激时，不可插入硬塑料的通气道或管子，以防切齿受损。

（孙　潇　孙明明　毛菲菲）

第七章 急诊科护理技术操作

第一节 心电监护

【目的】

1. 发现和识别心律失常。

2. 观察起搏器功能。

【用物准备】

心电监护仪、电极片数个。

【操作方法及程序】

1. 向患者解释心电监护的目的，消除顾虑。

2. 连接电源，打开电源开关，检查心电监护仪性能。

3. 安放电极片。右上：右锁骨中线第2肋间；左上：左锁骨中线第2肋间；左下：左腋中线第5肋间。

4. 根据情况，选择适当的导联、振幅和报警上、下限。

5. 遵医嘱记录监护参数。

6. 停止心电监护时，先向患者说明，取得合作。

7. 关机，断开电源。

8. 取下患者胸部电极片，协助患者穿衣。

9. 整理床单位及用物。

【注意事项】

1. 观察心率、心律波形，发现异常及时报告医生。

2. 患者更换体位时，妥善保护导联线。

3. 注意保暖。

第二节　除　颤　术

【目的】

纠正室性心律失常，终止心室颤动。

【用物准备】

除颤器、导电糊、除颤电极片。

【操作方法及程序】

1. 除颤前必要时遵医嘱给予药物，以提高心室颤动阈值。

2. 检查及调试除颤器。

3. 患者平卧于硬板床。

4. 除颤电极板及患者胸部均匀涂抹导电糊，打开除颤器电源并设置到非同步位置，调节除颤器能量至所需读数并开始充电。

5. 将一个电极板置于右锁骨下胸骨右侧，另一电极板放在左乳头的左下方，用较大压力尽量使胸壁与电极板紧密接触，以减少肺容积和电阻，保证除颤效果。

6. 充电至所需能量后两手同时按压放电开关。一般首次能量给予200 J，若除颤无效可重复电击，并可提高电击能量，最大能量可增至360 J。两次除颤之间充电约需10 s，应利用此时间继续进行 A、B、C，心肺复苏术，遵医嘱给予复苏药物及药液。

【注意事项】

1. 如室颤为细颤，除颤前可遵医嘱给予肾上腺素，使之转为粗颤再行电除颤。

2. 电击时，任何人不得接触患者及病床，以免触电。

3. 进行心电图示波监视，观察生命体征及肢体活动情况。

第三节　心肺复苏术

【目的】

当患者呼吸停止、心脏停搏时，要立即进行人工呼吸和胸外心脏按压，以维持呼吸和循环功能。

【操作方法及程序】

1. 评估患者

（1）意识 摇晃或拍肩并大声呼叫患者。

（2）呼吸 听有无呼吸声，感觉有无呼气，查看有无胸部起伏，3~5 s 内完成。

（3）摸颈动脉搏动 触摸部位为气管两侧 2~3 cm，胸锁乳突肌前缘凹陷处，持续5~10 s。

2. 呼救并记录时间 若患者只有一人时以抢救为主，启动急救绿色通道，或大声呼叫他人协助通知。

（1）通知值班医生。

（2）电话通知麻醉科。

（3）通知家属。

3. 复苏阶段

（1）开放气道

1）解开衣领、腰带，检查并取下可摘义齿。

2）清除口、鼻分泌物。

3）就地抢救，复苏体位，可背部垫木板或仰卧于地上。

4）打开气道方法（如仰头举颏法、仰头抬颈法、仰头拉颌法等）

（2）人工呼吸

1）一只手打开口腔，另一只手捏鼻。

2）人工呼吸术者深吸气后，术者口唇包裹患者口唇，吹气 2 次。每次吹气量800~1200 mL，频率为 10~12 次/min。

3）若使用戴面罩的简易呼吸器，面罩紧紧扣住口鼻部，匀速挤压 2 次。

（3）胸外按压

1）胸前区叩击：一只手掌紧贴胸骨处，另一只手握空拳，抬高 20~30 cm，向手背上叩击一次后，要判断颈动脉有无搏动。

2）术者体位：根据个人身高及患者位置高低采用踏脚凳或跪式等体位。

3）定位方法：一手沿肋骨缘上移至胸骨下切迹处。

4）按压部位：胸骨切迹上二横指。

5）按压方法：两手掌根重叠、手指不触及胸壁、手臂与胸骨垂直。

6）按压力量：胸骨下陷 4~5 cm。

7）按压频率：100 次/min。

8）按压与放松：要比例适当（1:1），放松时手不能离开胸壁。

9）按压与人工呼吸的比例：复苏时，单人或双人操作的心脏按压与人工呼吸的比例均为 15:2。

（孙　潇　宋娜娜　田勤菊　孙艳敏　孙明明　张小云　李永娜）

第八章　专科常见疾病护理要点

第一节　内科护理

一、肺炎护理

【护理要点】

1. 患者卧床休息，减少耗氧量，缓解头痛、肌肉酸痛等不适。

2. 病室环境安静、阳光充足、空气新鲜，温度、湿度适宜。

3. 提供高热量、易消化的流食或半流食，鼓励患者多饮水。

4. 加强口腔护理，去垢除臭，防止口腔继发感染。

5. 高热患者需监测体温变化，及时给予物理降温。

6. 鼓励患者咳嗽，痰液黏稠不易咳出者，给予翻身、拍背、雾化吸入、口服祛痰剂等协助痰液排出。

7. 指导患者正确留取痰标本，观察痰液颜色、性状、气味等。

8. 胸痛或剧咳者，可卧向患侧或遵医嘱服用镇咳药。

9. 严密观察病情变化，如意识、面色、生命体征、尿量等，预防感染性休克的发生。

10. 重症肺炎出现中毒性休克时应采取下列措施。

（1）取仰卧中凹位，注意保暖。

（2）排痰，保持呼吸道通畅。

（3）给予高流量吸氧。

（4）建立静脉通道，遵医嘱补液，维持有效血容量。

（5）监测血压变化，根据患者情况随时调整升压药物的浓度和输液速度。

（6）注意水、电解质平衡，积极纠正酸中毒。

二、慢性肺源性心脏病护理

【护理要点】

1. 病室保持空气新鲜，温度和湿度适宜，避免与上呼吸道感染者接触。

2. 卧床休息　加强皮肤护理，保持清洁，防止压疮发生。

3. 根据病情给予清淡、易消化、高营养、高维生素半流食或普食，多吃新鲜蔬菜、水果。有心力衰竭时，应给予低盐饮食。

4. 保持口腔清洁，预防因使用大量抗生素而继发口腔真菌感染。

5. 保持呼吸道通畅，促进排痰，做好翻身、拍背、雾化吸入等。

6. 合理使用氧气疗法　持续低流量、低浓度吸氧。严重缺氧者，可间断麻醉机加压给氧。

7. 观察精神症状，及时发现意识恍惚、表情淡漠，语言错乱，头痛、嗜睡、烦躁等肺性脑病症状，尽早报告医生并配合抢救。

8. 注意观察球结膜充血水肿情况，瞳孔大小及对光反射情况，口唇指（趾）甲发绀程度，皮肤出血及颈静脉充盈情况。

9. 正确留取痰标本，遵医嘱送细菌培养及药物敏感性试验。

三、支气管哮喘护理

【护理要点】

1. 保持室内空气流通，避免过敏原在病室空气中滞留。

2. 提供清淡、易消化、高热量的饮食，不宜食用鱼、虾、蟹、蛋、奶等易致过敏的食物。

3. 观察哮喘发作先兆，如胸部发紧、呼吸不畅、喉部发痒、干咳、精神紧张等症状。有先兆时，可给予解痉剂，制止哮喘发作。

4. 哮喘发作时，要守护及安慰患者，缓解精神紧张，保持情绪稳定。发作若伴有发绀、呼吸困难，给予吸氧。

5. 哮喘严重发作时，有烦躁不安等精神症状，可给予10%水合氯醛灌肠，禁用吗啡和大量镇静剂，以免呼吸抑制。

6. 遵医嘱药物治疗　观察药物疗效及不良反应。

（1）茶碱类静脉使用时应缓慢注射，并防止氨茶碱中毒。常见不良反应有恶心、呕吐等胃肠道反应，心律失常、血压下降等心血管症状。

（2）糖皮质激素宜在饭后服用，减少对消化道的刺激。喷后用清水漱口，减轻声音嘶哑、口咽部念珠菌感染等不良反应。长期使用可引起骨质疏松、肥胖、高血压、糖尿病、消化、消化性溃疡等。使用糖皮质激素治疗不能自行停药或减量。

7. 帮助患者有效排除黏稠痰液，如胸部叩击、体位引流等，防止形成痰栓而造成窒息。

8. 嘱患者多饮水，必要时静脉补液，缓解因呼吸急促造成的呼吸道脱水。

9. 教会患者正确使用气雾剂。

（1）摇匀气雾剂。

（2）轻轻呼气。

（3）口含喷嘴慢慢吸气同时下压喷药。

（4）屏气 10 s。

（5）休息 1~3 min 做下次喷药。

四、支气管扩张护理

【护理要点】

1. 观察痰液量及性质，注意痰液分层情况。当有感染时，痰液静止后上层为泡沫，之下为脓性成分，中层为黏液，底层为坏死组织沉淀物。

2. 痰液黏稠不易咳出时，可行超声雾化吸入，服用祛痰剂。

3. 大量饮水，有助于痰液液化。

4. 指导患者体位引流排痰 按支气管的解剖位置，采取适当体位。咯血患者禁止行顺位引流。体位引流在空腹时（或餐后 2 h）进行。

5. 当患者发生咯血时，立即取头低脚高俯卧位，脸侧向一边，轻拍患者背部排出血块。及时吸出口鼻咽部血块，保持呼吸道通畅。尽快建立静脉通路及给氧，备好抢救物品。

6. 患者咯血后多有恐惧、焦虑等情绪，需耐心安慰患者，给予患者心理支持。

五、肺结核护理

【护理要点】

1. 做好呼吸道隔离。患者住单人房间，室内保持良好的通风。

2. 结核活动期，有咯血、高热等严重结核中毒症状时，患者要卧床休息，给予物理降温，保护皮肤黏膜，防止破损。呼吸困难时给予吸氧，胸痛时嘱患者患侧卧位，可适当应用止痛剂。

3. 给予高蛋白、高热量、高维生素饮食，增加饮食种类，利于增进患者食欲。

4. 观察痰的颜色、质量，有无血痰和咯血。如发现痰中带血，要及时通知医生，及时准确留取痰标本。

5. 痰杯固定使用，定期煮沸消毒。痰液消毒灭菌后处理。餐具定期消毒。

6. 观察有无并发症的发生，如自发性气胸、咯血、药物毒性反应、听神经损害、肝肾功能改变，使用皮质激素时注意精神症状及消化道出血症状。

7. 提供药物治疗知识　指导患者遵医嘱按时按量服药。抗结核治疗一般需 3~6 个月。向患者讲解药物不良反应，重视药物治疗效果。出现头昏、耳鸣、视物模糊、肝区疼痛、巩膜黄染等症状，要及时报告医生，警惕发生药物的毒性作用。

8. 开放性肺结核患者应尽快转到结核病专科医院治疗。

六、呼吸衰竭护理

【护理要点】

1. 急性呼吸衰竭患者绝对卧床休息　慢性呼吸衰竭代偿期患者可适当下床活动。

2. 给予高蛋白、易消化饮食　原则上少量多餐。不能进食者给予鼻饲，保证足够热量和水的摄入。

3. 监测生命体征及瞳孔、口唇、甲床颜色的变化　对缺氧、二氧化碳潴留患者要观察意识变化，有无呼吸抑制。注意患者的呼吸节律、快慢、深浅变化。观察痰液量及性状，痰量多、黄稠提示有感染加重，应及时通知医生并留取痰标本。

4. 依据不同病情及呼吸衰竭类型给予吸氧，争取短时间内使动脉氧分压高于 50 mmHg，氧饱和度 80% 以上。

5. 保持呼吸道通畅　鼓励患者咳嗽，帮助患者翻身拍背，促进痰液引流。机械通气患者，每 1~2 h 吸痰 1 次，必要时需反复及时吸痰。吸痰前 2 min 气道内注入 2% 碳酸氢钠 3~5 mL，降低痰液黏稠度，利于痰液吸出。一次吸痰过程不宜超过 10~15 s，防止窒息。

6. 用药护理　观察呼吸兴奋剂使用效果。给药过快、过多，易出现呼吸过快、面色潮红、出汗、呕吐、烦躁不安、肌肉颤动、抽搐和呼吸中枢强烈兴奋后转入抑制，这时应减药或停药。应用 5% 碳酸氢钠片，注意患者有无二氧化碳潴留现象。应用脱水剂及利尿剂时注意观察疗效。心功能不全时静脉滴注不宜过快，限制入量。

七、自发性气胸护理

【护理要点】

1. 按内科及本系统疾病的一般护理常规执行。

2. 卧床休息，协助采取有利于呼吸的体位，如抬高床头，半坐位或端坐位，避免一切增加胸膜腔内压的活动，如屏气、咳嗽等。如有剧烈咳嗽，可给予止咳剂。

3. 剧烈胸痛时遵医嘱给予止痛剂。

4. 胸腔闭式引流术时，应准备好物品，配合医生完成。安置胸腔闭式引流后，密切连续观察引流装置是否通畅，妥善固定引流管，保持引流管通畅，更换引流瓶时，应确保玻璃管下垂在水面下 1~2 cm，并严格执行无菌操作。鼓励患者适当翻身，并进行深呼吸和咳嗽。

5. 观察并及时记录引流液的色、性质及量。搬动患者时需用双止血钳将引流管交叉双重夹紧，防止在搬动过程中发生管道脱节，漏气等意外情况，每日更换胸腔闭式引流瓶应将近心端的引流管夹住，待处理妥当后松开止血钳，避免气体进入胸腔。

6. 血胸患者引流时，密切观察病情变化，监测生命体征，如血压、心率、呼吸等。

7. 给予鼻导管或鼻塞吸氧。

8. 保持病室清洁、安静，协助患者采取舒适卧位，保证患者充足的休息时间并满足患者的生活需要，嘱患者保暖。

9. 多食粗纤维、新鲜蔬菜和水果，保持大便通畅。消除紧张心理情绪，促进身心休息。

八、心力衰竭护理

【护理要点】

1. 取半卧位或端坐卧位，急性期可采用下肢下垂或四肢轮扎，减少回心血量，限制活动。

2. 加强皮肤护理，保持皮肤清洁，受压部位使用压疮垫，定时翻身，避免划破或摩擦。发生压疮，要尽早积极治疗。

3. 采用低盐、低脂、高纤维饮食。限制水、钠摄入，防止加重水肿增加高纤维饮食，保持大便通畅。少食多餐，进食易消化的食物，减轻胃肠道负担。

4. 监测患者 24 h 液体出入量，以及体重、腹围等变化，了解水肿程度，指导临床用药。

5. 根据患者缺氧程度调节氧流量　急性左心衰患者吸氧时可在湿化瓶中加入适量50%乙醇，利用乙醇抗肺泡内泡沫表面张力功能，减少肺内泡沫，增加气体交换面积。

6. 用药护理

（1）洋地黄类　严格按医嘱服药，服药前测脉搏，若脉搏<60 次/min 或节律不规则时应暂时停药，报告医生。毛花苷 C 必须稀释后静脉注射，速度缓慢，同时监测心律变化。洋地黄治疗剂量与中毒剂量接近应严密观察有无洋地黄中毒表现，如出现的各种心律失常、恶心、呕吐、头痛、倦怠、视物模糊、黄视、绿视等，要及时上报医生。

（2）利尿剂　长期使用排钾类利尿剂可引发低钾血症的发生，表现为乏力、腹胀、肠鸣音减弱等。低钾血症易诱发洋地黄中毒，因此必须予以重视，及时补钾。长期使用保钾利尿剂会出现高钾血症，肾功能不全者应慎用。应用利尿剂以清晨或上午为宜，以便日间利尿，防止夜间多次排尿影响睡眠。

（3）血管扩张剂　口服用药要防止直立性低血压，用药后卧床休息片刻。静脉用硝普钠，输液管道需避光，每 4~6 h 更换药液 1 次，以免因药物分解而降低疗效。使用血管扩张剂要监测血压，及时调整药物剂量。

7. 注意输液速度，不可过陕，一般在 20~40 滴/min，防止发生急性肺水肿。

九、心绞痛护理

【护理要点】

1. 疼痛发作时，立即卧床休息，采取舒适体位，保持安静。观察疼痛持续时间和性质、部位，警惕心肌梗死的发生。

2. 憋喘、呼吸困难时给予低流量吸氧。

3. 监测血压、心电图变化，如有异常及时上报医生。监测外周血氧饱和度。

4. 使用硝酸甘油可缓解心绞痛症状，硝酸甘油可引起头痛、低血压、面色潮红、眩晕等反应，需注意观察。

5. 宜采取低盐、低脂饮食，减少动物脂肪及高胆固醇食物摄入，切忌暴饮暴食。

6. 便秘可增加心脏负担，需积极预防便秘。通便灵及麻仁润肠丸等中药是较好的缓泻剂，可帮助排便。

十、急性心肌梗死护理

【护理要点】

1. 急性心肌梗死患者收住监护病房，疼痛时应绝对卧床休息，保持环境安静，减少探视。

2. 观察患者疼痛部位、程度和伴随症状，遵医嘱给予吗啡止痛治疗。烦躁不安者可给予镇静剂。及时询问患者疼痛变化情况，注意有氧呼吸抑制症状。

3. 给予持续低流量吸氧，2~3 L/min，以改善心肌缺氧状况。

4. 溶栓护理

（1）溶栓前配合医生做 18 导联心电图，抽血查心肌酶谱、肝肾功能、血型等。

（2）建立静脉通路。

（3）观察溶栓药物有无变态反应，如发热、寒战、荨麻疹、休克等。

（4）记录胸痛缓解程度及时问。

（5）观察再灌注心律失常发生时间。室性心律失常及缓慢型心律失常应及时报告医生，及时处理。

（6）观察皮肤黏膜、消化道、呼吸道、尿道及颅内有无出血情况。如有出血征象，及时报告医生。

5. 急性期患者应采取清淡、易消化的流食，逐渐过渡到低盐、低脂饮食，少量多餐，避免刺激性食物。

6. 患者因卧床改变排便习惯，容易造成便秘。遵医嘱给予缓泻剂，避免因用力排便而可能导致的猝死。

7. 记录出入量，当尿量<30 mL/h 时应考虑是入量不足还是肾功能下降引起的，及时报告医生。

8. 急性期患者全身症状较明显，如虚弱、疲倦、乏力、恐惧、濒死感，护士应多给患者解释、安慰，缓解患者恐惧、焦虑心理，积极配合治疗。

十一、心律失常护理

【护理要点】

1. 严重心律失常患者应卧床休息。

2. 伴有呼吸困难、发绀的患者，应给予氧气吸入。

3. 严密监测心律、心率变化，发现多源室性期前收缩、频发室性期前收缩、R-on-T 室性期前收缩、二度和三度房室传导阻滞，阵发性室性心动过速等，应立即报告医生，及时处理。

4. 观察患者的意识状态、呼吸、血压、皮肤黏膜状况等。一旦有猝死征象，立即抢救。

5. 随时准备好抢救物品，如电除颤机、简易呼吸器、临时起搏器、抢救药品等。

6. 注意粘贴电极部位皮肤，定期清洁，观察有无红、肿及皮肤瘙痒症状，如有发生，及时处理。

7. 观察抗心律失常药物副作用

（1）利多卡因　中枢神经系统毒性反应，表现为嗜睡、眩晕、感觉异常、谵妄、昏迷等；心血管系统毒性反应表现为低血压、传导阻滞、窦房结抑制等。

（2）胺碘酮　心血管系统不良反应表现为心动过缓、房室传导阻滞等；胃肠道不良反应表现为恶心、呕吐、排便习惯改变；肺纤维化是最为严重的不良反应。

（3）普萘洛尔　可有低血压、心动过缓、心力衰竭等，可能会加重哮喘和慢性阻塞性肺疾病，还可能引起血糖降低。

十二、原发性高血压护理

【护理要点】

1. 指导患者合理膳食，限制钠盐摄入，一般每日钠盐摄入量<6 g。多吃新鲜蔬菜、水果，减少脂肪摄入，补充适量蛋白质。对服用排钾利尿剂的患者，应注意补充含钾高的食物。戒烟戒酒，避免浓茶、咖啡等刺激性饮料。

2. 指导患者遵医嘱用药　服用降压药从小剂量开始，逐渐加量。如血压下降过快，应调整药物剂量。在血压长期控制稳定后，可按医嘱逐渐减量，不得随意停药。每日测量血压，观察药物疗效。

3. 出现头痛、烦躁、视物模糊、恶心、呕吐、抽搐等症状，要警惕高血压脑病的发生。

4. 高血压脑病护理

（1）绝对卧床休息，抬高床头，安好床挡。对有可摘义齿的患者，及时取出可摘义齿，安放牙垫，防止咬伤舌头。

（2）保持呼吸道通畅，给予氧气吸入。

（3）遵医嘱给予镇静剂。

（4）建立静脉通路，尽快静脉给予降压药。

（5）监测血压变化。

（6）使用脱水剂时，应加速静脉滴注。

十三、病毒性心肌炎护理

【护理要点】

1. 急腹期绝对卧床休息 若并发心律失常需延长卧床休息时间。限制探视，保证充足的睡眠和休息。

2. 给予高蛋白、高维生素饮食，补充维生素 C，加强营养心肌。

3. 急性期持续心电监护，注意心率、心律和心电图的变化，及早发现心律失常，及早处理。

4. 避免情绪激动、劳累、饱餐、呼吸道感染、便秘等诱发心力衰竭因素。

5. 观察生命体征变化，尿量、意识、皮肤黏膜颜色、有无呼吸困难、颈静脉怒张、水肿、肺部湿啰音等心力衰竭症状，及早发现及早应用利尿、扩血管药物。

十四、心包炎护理

【护理要点】

1. 卧床休息，取半卧位。

2. 胸痛明显者可遵医嘱给予止痛药、镇静剂。

3. 及时做好降温护理，更换患者衣裤，定时测量体温并做好记录。

4. 给予持续低流量吸氧。

5. 密切观察体温变化及抗结核药物和抗生素药物的作用、副作用。

6. 一旦发现患者出现心包积液引起心脏压塞征象时，立即通知医生并协助抢救。

7. 给予高热量、高蛋白、高维生素饮食，水肿者应限制钠盐摄入。

8. 保持大便通畅。

9. 出现焦虑时，护士应积极与患者交谈接触，劝慰，给予生活上的帮助，使患者有安全感，有利于配合治疗。

十五、消化性溃疡护理

【护理要点】

1. 溃疡活动期患者要卧床休息，减少活动。

2. 观察患者疼痛部位、时间、性质及与饮食的关系，以便区分胃溃疡或十二指肠溃疡。

3. 营养治疗非常重要，指导患者摄入充足蛋白质和维生素 C。避免刺激性食物、饮料和调味剂。进食宜细嚼慢咽，不宜过快，食物不宜过冷过热，不能暴饮暴食。戒烟戒酒。

4. 观察大便颜色，警惕血便或黑便，同时注意患者有无头晕、心悸、出冷汗等失血性休克表现，一旦发现及时救治。

5. 溃疡患者避免服用对胃肠黏膜刺激性药物，如必须服用，一定警惕胃肠道的不良反应用。

6. 鼓励患者保持乐观情绪，建立健康生活方式，劳逸结合。

十六、急性胰腺炎护理

【护理要点】

1. 急性期禁食禁饮水，必要时进行胃肠减压。行胃肠外营养。急性期过后可先予少量清淡流食。若无腹痛发热症状，可逐渐增加低脂饮食。

2. 高热患者可采用头部冰敷、乙醇擦浴等，观察降温效果。

3. 胰腺炎患者腹痛症状轻重不一，轻者上腹钝痛，重者绞痛或刀割样痛，持续性伴阵发性加重。疼痛部位多在中上腹，在弯腰或坐起前倾时可减轻。出血坏死性胰腺炎可出现全腹痛，压痛和反跳痛。可用地西泮和哌替啶止痛。一般不宜使用吗啡止痛。

4. 准确记录出入量，包括胃肠减压引流量及呕吐量，注意观察这些物质的性状。若有出血等异常要及时通知医生。

5. 监测血电解质及酸碱平衡情况，尤其注意血糖、血钙变化。

6. 患者出现急腹症时，及时通知家属可能行手术治疗。

7. 治疗过程中观察有无消化道出血、休克、急性呼吸衰竭、急性肾衰竭、循环衰竭等并发症的发生。

【健康教育】

1. 禁食高脂饮食，避免暴饮暴食，以防旧病复发。

2. 戒烟禁酒。

3. 定期门诊复查，出现紧急情况，随时到医院就诊。

十七、上消化道出血护理

【护理要点】

1. 患者卧床休息，注意保暖。给予心理安慰，保持镇静。呕血者抬高床头 $10°\sim15°$ 或保持患者头侧位，防止血液吸入呼吸道。

2. 建立静脉通道，选择粗大血管，遵医嘱快速补液，观察心率、血压、呼吸等体征，以免引起急性肺水肿。

3. 进一步明确是不是消化道出血，需与鼻出血、吞咽血液、咯血及服用某些药物所致黑便相鉴别。

4. 评估出血量　出血约 20 mL 时，便隐血试验可为阳性；出血量 50~70 mL 时，可表现为黑便。胃内潴血 250~300 mL 时，可表现为呕血。出血量为 1000 mL 时，大便为鲜红色，隐血持续 1 周为阳性，黑便持续 1~3 日。出血量 500 mL 以下时患者可有轻度头晕；出血量 500~1000 mL 时，可出现口渴、烦躁不安、心慌、头晕，脉搏每分钟 100 次左右；出血量 1000~1500 mL 以上时，可有周围循环衰竭表现，如面色苍白，出冷汗，脉细速，脉率每分钟 120 次以上，尿少、尿闭等失血性休克表现。

5. 遵医嘱使用止血药及其他抢救用药，必要时给予输血。

6. 准备抢救物品，如负压吸引器、麻醉机、三腔二囊管等各种抢救仪器。

7. 出血活动期间患者禁食水　出血停止 3~4 日后，可进冷流食。未发生继续出血，逐步过渡到半流食、普食。忌饱餐、热饮、坚硬及刺激性食物。

十八、肝硬化护理

【护理要点】

1. 患者应卧床休息，有腹水时可给予半卧位，抬高水肿下肢。

2. 肝功能代偿期患者，给予高热量、高蛋白、高维生素、易消化的普食或软饭。食管静脉曲张患者给予少渣软饭，避免粗糙坚硬、带骨带刺食物。腹水患者给予低盐饮食。对肝功能显著降低者或有肝性脑病先兆者应严格限制蛋白质食物。

3. 注意皮肤护理，严重瘙痒者，经常温水淋浴，避免使用碱性皂液，可涂润肤品止痒。保护会阴部皮肤，尤其会阴部水肿的患者。

4. 记录 24 h 出入量，应用利尿剂的患者，注意用药后机体反应。

5. 严格遵医嘱用药，将药物对肝脏的毒副作用降至最低。食管胃底静脉曲张患者口服药片应研碎后服用。

6. 有肝性脑病先兆患者不能随意使用镇静剂、麻醉药及四环素类药。

7. 如果患者出现呕血、便血，应按消化道出血护理。

8. 乙肝合并肝硬化患者，若正处在乙肝活动期，应实施隔离措施。

十九、肝性脑病护理

【护理要点】

1. 对怀疑有肝性脑病患者，应严密观察病情变化，找出诱因，如消化道出血、感染、大量利尿或腹水过多、摄入含氨食物等。

2. 做好患者生活护理，加床挡，保护患者安全。烦躁患者应约束四肢。

3. 饮食以碳水化合物为主，严禁蛋白质的摄入，每日热量不能低于 2000 kcal（1 kcal=4.185 kJ）。随病情改善，适当给予少量豆浆、牛奶、肉汤或蛋类，但需监测血氨及水、电解质的变化。

4. 肝性脑病并发脑水肿，甚至脑疝者，需严密观察意识、双侧瞳孔及生命体征变化。遵医嘱使用高渗液，尽快降低颅内压。

5. 记录 24 h 出入量。

6. 保持大便通畅，必要时使用缓泻剂，以便及时排除肠道内毒素和有害细菌。

7. 遵医嘱给予患者灌肠治疗，不能使用碱性液体灌肠，可使用生理盐水或白醋灌肠，保持肠道内 pH 值<6。

8. 肝性脑病患者如需输血，应使用新鲜血液。库存血液可能因为时间过长造成含氨量上升。

二十、原发性肝癌护理

【护理要点】

1. 视病情卧床休息。

2. 病重时进行特殊口腔护理。

3. 保持床单整洁，避免某一局部长期受压，鼓励患者在床上活动或协助患者变换体位，定时翻身。

4. 高热量、高维生素饮食　保证蛋白质摄入，有肝性脑病者应禁蛋白，清醒后恢复期给予低蛋白饮食 30 g/d，无肝性脑病者可正常饮食。

5. 鼓励患者树立战胜疾病的信心，使患者保持心情愉快。对家属给予精神安慰，说明病情变化的可能性，加强与家属的联系。

【健康教育】

1. 休息和营养。

2. 避免受凉、感冒等各种不良刺激。

3. 避免高蛋白饮食，以免增加肝脏负担诱发肝性脑病。

二十一、慢性肾小球肾炎护理

【护理要点】

1. 评估患者情况，向患者介绍慢性肾衰竭的基本知识。

2. 若病情较轻，患者可轻微劳动，切忌劳累。有明显肾功能减退者，应卧床休息。

3. 因尿中丢失蛋白较多，对肾功能较好患者宜补充动物蛋白。对肾功能减退患者应适当限制蛋白的摄入，必要时可服用必需氨基酸。

4. 指导患者正确记录液体出入量。

5. 用药护理

（1）观察服用利尿剂后尿量和水肿消退情况，密切观察血钾水平，防止过高或过低。

（2）应用激素治疗的患者，不能随意加减药量，注意观察激素的不良反应，如失眠、兴奋、脱发、骨质疏松等。

（3）应用免疫抑制剂患者，注意有无恶心、呕吐、骨髓抑制、出血性膀胱炎、肝脏损害等副作用。

（4）禁用对肾脏有毒性的药物，如磺胺类、氨基糖苷类、多肽类及止痛剂等。

二十二、肾病综合征护理

【护理要点】

1. 给予高蛋白、富含热量、富含维生素、低脂肪、低盐饮食。选用优质蛋白质和多不饱和脂肪酸的食物。

2. 监测患者体重、腹围，观察患者水肿的变化。

3. 限制大量，并严格记录出入量。

4. 严重水肿者，注意皮肤护理，定时改变体位，防止发生压疮。

5. 观察用药情况。

二十三、急性肾衰竭护理

【护理要点】

1. 绝对卧床休息，减少肾脏负担。

2. 准确记录出入量，每日监测体重。

3. 少尿期严格控制液体大量，每日入水量约为前一日排出量加 500 mL。

4. 给予患者高热量、富含维生素、低盐、低蛋白、易消化食物。

5. 观察尿量、颜色、性质。少尿期每小时测量尿量。

6. 监测血钾水平，高钾血症时，应禁食富含钾的食物；低钾血症时，注意补钾。

7. 监测血压变化，及时发现高血压并处理。

8. 遵医嘱使用利尿剂和脱水剂　大剂量静脉注射呋塞米时可产生耳鸣、面红等不良反应，所以注射速度不宜过快。

9. 多尿期应注意观察有无电解质紊乱发生。

10. 积极预防、控制感染。

二十四、尿毒症护理

【护理要点】

1. 患者卧床休息，出现烦躁不安、抽搐时防止舌咬伤，加用床挡。

2. 给予高热量、高维生素，优质低蛋白饮食，高血压患者应限钠盐的摄入，透析治疗患者应予以优质高蛋白饮食。

3. 呼吸有氨味者，应加强口腔护理。

4. 皮肤瘙痒，可用热水擦浴，切忌用手搔伤皮肤。

5. 患者思想负担重，使患者失去安全感和信心，护士应对患者加强解释工作，增加战胜疾病的信心，积极配合治疗和护理。

二十五、缺铁性贫血护理

【护理要点】

1. 评估患者的贫血程度，酌情卧床休息和适当活动。

2. 改变偏食的习惯，鼓励患者食用含铁丰富的食物，如肝类、瘦肉、蛋黄、木耳等。富含维生素的食物有利于铁的吸收。

3. 遵医嘱 1∶3 服补铁剂。餐中或餐后服用铁剂，减少胃肠道反应，避免与牛奶、茶、咖啡同时服用。铁剂口服液应使用吸管，避免染黑牙齿。服用铁剂期间大便变黑，属正常现象，做好解释工作。

4. 注射铁剂宜采取深部肌内注射，双侧臀部交替。注射后可能出现发热、头痛、局部疼痛、皮疹、淋巴结炎等不良反应，偶有变态反应，应密切观察。铁剂易将皮肤染色，注射时小心谨慎。

二十六、过敏性紫癜护理

【护理要点】

1. 避免接触过敏原及相关刺激因素，活动时注意安全，避免意外伤害引起出血。

2. 给予高蛋白、高维生素、易消化饮食，对于曾经过敏的食物应绝对禁忌。有消化道出血时遵医嘱禁食或给予冷流食。

3. 密切观察患者皮肤有无新鲜出血点、瘀斑，尿量情况，腹部症状，消化道出血情况等，及时报告医生并处理。

4. 使用糖皮质激素治疗易引起库欣综合征，诱发感染，需加强护理。不可擅自停药，应逐渐减量。

5. 使用环磷酰胺治疗，嘱患者多饮水，注意观察尿量和颜色，预防出血等并发症的发生。

二十七、急性白血病护理

【护理要点】

1. 减少探视，保持病室空气流通。

2. 给予患者心理支持，树立战胜疾病的信心和勇气。

3. 给予高蛋白、高热量、富含维生素、易消化的饮食。

4. 保持口腔清洁　可使用复方硼砂含漱液漱口，每日 2 次。出现口腔炎时，可局部敷溃疡散。

5. 保持大便通畅　便后使用稀释的高锰酸钾溶液清洁肛周皮肤，预防感染。

6. 监测体温，及时发现感染，及时治疗。

7. 观察有无出血倾向，皮肤有无出血点，有无呕血、便血及颅内出血表现。

8. 保护患者外周静脉，合理使用外周静脉血管。

二十八、多发性骨髓瘤护理

【护理要点】

1. 骨痛护理

（1）卧床休息，对疼痛剧烈的患者，给予止痛剂。

（2）病理性骨折患者，使用围腰夹板固定，不要弯腰及做剧烈运动，在卧床期间进行被动肢体活动。

2. 感染护理

（1）病室环境清洁卫生，定期空气消毒，限制探视，进行保护性隔离。

（2）严格执行消毒隔离制度和无菌技术操作。

（3）做好口腔、会阴及肛门的护理。

（4）观察患者有无发热、感染伴随症状及体征，鼓励患者多饮水，警惕感染中毒性休克。

（5）遵医嘱按时给予抗感染治疗。

（6）对患者及家属做好预防感染的卫生宣教工作。

3. 出血护理

（1）明显出血时卧床休息，待出血停止后逐渐增加活动。

（2）严密观察出血部位、出血量、注意有无皮肤黏膜出血、瘀斑、牙龈出血、鼻出血、呕血、便血、血尿、女性患者月经是否过多，特别要观察有无头痛、呕吐、视物模糊、意识障碍等颅内出血症状。

（3）遵医嘱给予止血药物或输血治疗。

（4）各种操作应动作轻柔，避免手术，穿刺后压迫局部或加压包扎。

（5）应避免刺激性食物以及粗硬食物。

4. 高黏滞性综合征护理

（1）卧床休息，密切观察病情变化。

（2）遵医嘱给予化学治疗。

5. 合并压缩性骨折护理

（1）避免负荷过重，如不要手提或肩背重物，过度肥胖的患者嘱其减肥。

（2）遵医嘱使用围腰夹板。

（3）观察精神症状：有无麻木、感觉异常。

二十九、系统性红斑狼疮护理

【护理要点】

1. 给予高糖、高蛋白、富含维生素的饮食，避免刺激性食物，少量多餐。当有肾脏受损时，给予低盐、低蛋白饮食。

2. 保持口腔清洁，防止继发性感染。口腔有溃疡时，及时用药处理。

3. 高热患者给予物理降温，注意补充液体。

4. 保持关节功能位，避免局部受压，可使用夹板、石膏托协助固定。

5. 遵医嘱使用非甾体抗炎药止痛。

6. 保持皮肤清洁，尤其会阴部皮肤，预防感染。

7. 观察激素、免疫抑制剂的不良反应。注意患者性格的改变、精神症状等。

8. 对于脑病患者，观察意识、瞳孔变化。颅压高者，遵医嘱给予脱水剂降颅内压，并给予镇静治疗。

9. 定期化验尿液，监测血清电解质、血肌酐、血尿素氮的改变。

10. 观察患者有无腹部症状，如有顽固性腹泻，应给予坐浴，防止肛周感染。

三十、类风湿关节炎护理

【护理要点】

1. 急性发作期，卧床休息，保持关节功能位，减少体力消耗。

2. 有晨僵症状的患者，夜间可戴手套保暖，早晨可用温水浸泡僵硬的关节，缓解症状。

3. 积极进行关节功能锻炼　锻炼之前关节局部可进行热敷，缓解肌肉痉挛。类风湿因子活动期给予主动和被动的最大限度的伸展运动，防止发生关节失用。病情稳定期进行关节伸展与屈曲运动，以活动后无不适感为宜，鼓励患者参加日常活动。

4. 饭后服用非甾体抗炎药，或使用肠溶片剂，减少胃肠道反应。鼓励患者多饮水，促进药物排泄。常见药物不良反应有恶心、口干、口腔异味、味觉消失、腹泻、转氨酶升高、血尿、蛋白尿、白细胞减少等，用药期间应严密观察这些症状，及时遵医嘱调整用药。

三十一、糖尿病护理

【护理要点】

1. 给予糖尿病饮食，根据年龄、身高、体重及活动量计算每日摄入总热量，定时、定量就餐。固定碳水化合物、蛋白质、脂肪的比例，每餐热量分配合理，如有加餐，应适当减少正餐的主食量。严格限制甜食，鼓励患者多吃食物纤维，利于控制血糖。

2. 认真做好糖尿病患者知识宣传工作，同时帮助患者养成良好的遵医行为，有助于控制血糖。

3. 口服降糖药，患者需按照餐前、餐中、餐后的具体要求服用，观察药物作用及不良反应。

4. 使用胰岛素的患者，定期监测血糖，根据血糖水平调节胰岛素剂量。指导患者正确抽吸胰岛素，正确注射，确保剂量准确并预防局部感染。胰岛素应冰箱保存，注意使用有效期。

5. 预防糖尿病足　经常观察双足颜色、温度及皮肤情况，注意皮肤感觉变化及足背动脉波动情况。保持清洁，用温水泡脚，避免烫伤。定期剪指甲，防止划伤皮肤。鞋子宽松，避免挤压脚部影响血液循环而引起坏疽。

6. 保持皮肤清洁，尤其会阴部皮肤　糖尿病患者皮肤常有干燥瘙痒感，应避免抓挠，防止皮肤破溃继发感染。

7. 糖尿病患者常备少量甜食在身边，防止低血糖的发生。

8. 警惕酮症酸中毒　当患者出现恶心、呕吐、烦躁、嗜睡、呼吸深快有烂苹果味及意识改变时，提示可能出现酮症酸中毒，要尽快给予抢救。

三十二、甲状腺功能亢进护理

【护理要点】

1. 患者安置在凉爽、安静、无强光刺激的房间中，避免因不良环境刺激导致病情加重。

2. 每周测量体重1次，每日测量脉搏4次，及时观察病情变化和治疗效果。

3. 选择高蛋白、高热量、富含维生素、低碘饮食，忌饮浓茶或咖啡等刺激性饮料。

4. 观察患者情绪变化，与患者交流时态度和蔼可亲，避免不良情绪刺激。

5. 突眼症的患者白天应佩戴墨镜，防止阳光和灰尘刺激。定时使用滴眼液或涂眼药膏预防感染。可用湿纱布覆盖双眼，以防眼球干燥及角膜溃疡。睡眠时抬高头部以减轻双眼肿胀。

6. 指导患者遵医嘱按时服药，不能擅自减少药量或停药。服药期间注意观察药物不良反应。定期抽血查白细胞，白细胞计数过低时应注意保护性隔离。监测有无皮疹、发热、关节痛及肝功能损害等。

7. 若患者出现发热、大汗、心率快、呕吐、腹泻或烦躁等甲状腺危象时应及时告知医生并做好抢救准备。

8. 甲状腺危象处理

（1）绝对卧床休息，对躁动不安的患者使用床挡，防止发生坠床。呼吸困难者给予半卧位，必要时给予氧气吸入。

（2）密切观察生命体征和病情变化，准确记录出入量。

（3）高热患者积极给予物理降温，如冰敷或酒精擦浴等。

（4）遵医嘱使用碘剂，注意有无碘变态反应，如出现口腔黏膜发炎、腹泻、恶心、呕吐、鼻出血等症状，立即停药，并通知医生处理。

三十三、皮质醇增多症护理

【护理要点】

1. 关注患者抑郁、焦虑、自卑等心理症状，同情、体贴患者，指导并运用修饰技巧改变自身形象，增强战胜疾病的信心。

2. 加强基础护理，防止因抵抗力降低导致口腔、呼吸道及会阴感染。

3. 对骨质疏松的患者加强安全护理，避免摔、碰，建议睡硬板床，避免病理性骨折。

4. 水肿患者给予高蛋白、高钾、低钠、低碳水化合物、低热量饮食，鼓励食用柑橘、香蕉等含钾高的水果，预防和控制水肿、低钾血症和高血糖。

5. 应用利尿剂的患者，观察药物疗效和不良反应，如心律失常、恶心、呕吐、腹胀等低血钾症状。

三十四、糖尿病酮症酸中毒

【护理要点】

1. 呼吸困难的护理　绝对卧床休息，安排专人护理，密切观察病情变化。

2. 恶心、呕吐的护理　快速建立静脉通路，观察尿糖和酮体情况。

3. 精神症状的护理

（1）加强病情观察，如意识状态、瞳孔大小及反应、体温、呼吸、血压和心率等，协助医生治疗。

（2）注意安全，意识障碍者应加床挡，定时翻身，保持皮肤完整性。

（3）遵医嘱给予胰岛素静脉注射治疗。

4. 感染的护理　做好口腔及皮肤护理，保持清洁。

三十五、艾滋病护理

【护理要点】

1. 安排患者住单人房间　如病情允许，可室外活动。如病情较重或有严重并发症，应限制活动，卧床休息。

2. 采取血液、体液隔离　接触患者血液、体液，处理污物时，穿隔离衣，戴口罩、护目镜、手套，做好职业防护。被污染的一切物品需严格消毒。被服、衣物、敷料等装袋贴签后消毒处理。

3. 观察患者皮肤、口腔和生殖器黏膜情况，保持清洁、预防感染。

4. 每日定时用无菌生理盐水冲洗眼睛，夜晚可用湿纱布覆盖眼睛，防止角膜、结膜干燥。

5. 鼓励患者摄入高热量、高蛋白质食物。

6. 如有呼吸困难，给予半卧位或卧位，及时吸氧。

7. 患者肌力减退时，协助患者做好生活护理，防止摔伤。帮助患者做肢体被动锻炼。

8. 出现皮肤感觉障碍时，防止冻伤、烫伤。

9. 观察药物疗效和不良反应。

10. 向患者解释隔离的重要性，使患者能够理解并配合。主动接近患者，赋予患者更多的同情心、责任心。

三十六、病毒性肝炎护理

【护理要点】

1. 急性肝炎和重症肝炎患者需卧床休息，慢性肝炎患者动静结合，避免过度劳累。

2. 甲型、戊型肝炎患者消化道隔离；乙型肝炎患者血液隔离。

3. 观察患者精神状况，有无意识障碍；皮肤、巩膜黄染情况，尿、便颜色，了解黄疸的消退。皮肤有无出血点、消化道有无出血。

4. 合理营养，进食高热量、低脂肪、适量糖类、多种维生素饮食，清淡、易消化。

5. 预防肝性脑病，观察患者精神状况，了解有无智力障碍、定向力障碍和注意力下降，有无性格改变，有无扑翼样震颤、嗜睡症状。

6. 观察牙龈有无出血、皮肤有无瘀斑等早期出血征象。

7. 观察有无尿量变化，有无腹水、水肿等，定期测量腹围、体重。若使用利尿剂，观察药物疗效。

8. 加强口腔护理，预防继发性真菌感染。保持个人清洁，防止皮肤感染。

9. 加强病室通风，空气新鲜，预防呼吸道感染。

三十七、伤寒护理

【护理要点】

1. 对患者进行消化道隔离，隔离期限为患者体温正常后，粪便定期培养连续 2 次阴性为止。向患者及其家属解释隔离的重要性和具体方法，取得配合。

2. 伤寒患者宜采用高营养、易消化的半流食，少量多餐，饮食有三忌：一忌食多渣、多纤维食物；二忌食过硬难以消化的食物；三忌食过饱，少食用产气多的甜食和乳品。

3. 便秘患者宜用开塞露或液状石蜡，禁用泻药和高压灌肠，避免诱发肠出血和肠穿孔。腹胀时可肛管排气，松节油腹部热敷。

4. 高热时宜采用物理降温，不要轻易使用退热药物。

5. 当发现患者出现柏油样便或果酱样便时，应警惕肠出血的可能。如患者突然持续腹痛、呃逆、恶心、呕吐、腹壁紧张、大汗淋漓、脉细速、呼吸增快，可能发生肠穿孔，应尽快准备手术修补。

三十八、细菌性痢疾护理

【护理要点】

1. 对患者进行消化道隔离 粪便、呕吐物必须严格消毒后再处理。症状消失，粪便培养连续 2 次阴性后可解除隔离。

2. 急性期给予高热量、高蛋白、高维生素、少渣、低脂流食，少量多餐，呕吐不能进食者，给予静脉补液。禁食生冷、油腻、刺激性食物。病情好转后，逐渐恢复为半流食、普食。

3. 密切观察患者意识、面色、肢端肤色和尿量变化，及时发现休克早期症状，及时处理。

4. 给予患者保暖，改善末梢循环 腹痛患者可腹部置热水袋，遵医嘱使用解痉镇痛剂，缓解肠痉挛。

5. 腹泻患者应及时记录大便次数、性质和量 采集新鲜的脓血便、黏液便做细菌培养，提高阳性率。

6. 注意肛周皮肤护理 保持肛周皮肤清洁干燥，可涂凡士林，防止糜烂。嘱患者排便时勿时间过长和用力过度，防止发生脱肛。如果发生脱肛，用消毒纱布涂以润滑油，轻揉局部，以助纳回。

第二节 外科护理

一、围手术期护理

【术前护理】

1. 术前检查 协助和配合医生及时做好患者术前全面检查，如血、尿、便常规，出、凝血时间，血型及 Rh 因子，肝、肾、心、肺功能等与手术相关的检查，以了解患者全身状况，如有异常及时治疗纠正，为手术做好充分准备。

2. 重视患者心理护理 细心评估患者的身心状况，解决患者对即将手术可能表现出的心理反应。手术前患者常存在焦虑及恐惧心理，往往顾虑手术效果、家庭、工作安排及经济等问题，护士应给患者安慰、解释和支持。加强与患者的沟通，鼓励患者表达焦虑、害怕、担心、紧张、恐惧等负面心理状态，结合患者具体情况，妥善回答患者的问题。耐心讲解手术方式、治疗和护理过程，使患者增强参与治疗和护理的意识，帮助患者正确认识疾病治疗的过程，建立现实、稳定、乐观的态度，增强对手术的信心，减轻疑虑，配合医疗护理工作。

3. **皮肤准备** 目的是彻底清洁皮肤，避免手术后伤口感染而影响愈合。患者要剪指（趾）甲，病情允许的患者全身沐浴、洗头。手术前一日，手术区域按备皮范围剃去毛发，清洁皮肤。备皮前应先检查手术区皮肤是否完整，有无皮疹、破溃、感染等。备皮动作要轻，避免皮肤损伤。同时要注意勿使患者受凉。

4. **配血及药物过敏试验** 术前根据不同疾病配血，保证术中有足够用血。根据术中及术后可能使用的药物做好药物过敏试验并记录。过敏试验阳性应在病历上做醒目标记，并通知主管医生。

5. **胃肠道准备** 常规手术患者按手术部位、范围及麻醉方式给予不同的肠道准备。术前一日一般手术可服用泻药、使用甘油灌肠剂或肥皂水灌肠，以促进排除粪便，避免手术麻醉后因肛门括约肌松弛，排便于手术台上造成污染，并可减轻术后腹胀和便秘。术前一日晚餐患者进清淡饮食，常规术前 12 h 禁食，4~6 h 禁水，防止麻醉或手术过程中呕吐物误吸入气管引起窒息或吸入性肺炎。结肠、直肠手术患者要进行特殊肠道准备，大肠癌手术护理。

6. **病情观察** 定时测量体温、脉搏、呼吸、血压，注意观察病情变化。如有发热、上呼吸道感染症状、手术区域皮肤化脓感染、女患者月经来潮等应及时与主管医生联系。

7. **保证术前休息** 保持病室安静，工作中走路轻、关门轻、说话轻，各项治疗操作动作轻柔，为患者创造良好的休息睡眠环境。睡眠欠佳者可遵医嘱应用镇静药。

8. **术日晨准备** 手术前根据不同要求，为患者放置胃管或尿管，并做必要的解释工作。督促不需放置导尿管的患者排空膀胱。患者应取下可摘义齿、眼镜、手表、发夹及耳环、项链、戒指等贵重物品，交患者家属妥善保管。术前 30 min 遵医嘱给予麻醉前用药，注意用药不要过早或过晚，以增强麻醉效果，使患者情绪安定。对患者进行认真确认核实，将病历、所需影像资料如 X 线片、CT 片、MRI 片等及术中用药等手术所需物品认真交接后带入手术室。

9. **手术后用物准备** 根据不同部位手术要求，铺好麻醉床，准备术后用物，如全身麻醉护理盘、氧气、吸引器、胃肠减压器、引流袋及监护仪等。

【术后护理】

1. 妥善安置患者　患者返回病室后，一般需要由多人合作将其搬运至病床上。搬运患者时应保护引流管及输液管，动作平稳、协调一致，避免因体位改变引起呼吸及血压的改变。患者放置平稳后，立即测量生命体征并记录，根据医嘱和具体情况连接氧气、胃肠减压、尿管、引流袋、监测仪等，观察各种引流、液体输注等状况，询问了解手术情况，术后需要观察和注意的特殊点、需要立即执行的医嘱等。

2. 保持正确体位　根据不同的麻醉方式及手术部位采用相应体位。全身麻醉未完全清醒者应平卧头偏向一侧，使口腔中分泌物或呕吐物易于流出；硬膜外麻醉术后应平卧 6 h，以防脑脊液自穿刺点渗出引起头痛；腹部手术后 6 h 可采取半卧位，易于使膈肌下降，有利于呼吸及伤口引流，同时降低伤口张力，减轻疼痛。头颈部手术患者麻醉清醒后可将床头抬高 15°~30°，以利于静脉回流，减少出血、水肿；其他根据手术部位和各专科特点决定卧位。协助患者定时翻身变换体位，鼓励早期活动。

3. 病情观察

（1）麻醉清醒前防止发生意外损伤　麻醉未清醒的患者处于意识丧失或不完全清醒状态，应特别守护，注意观察患者的生命体征、瞳孔大小及对光反射情况。麻醉清醒前的患者可能出现躁动不安，有管路滑脱、坠床等危险。为保障患者安全，护士应给病床加床挡，必要时使用约束带或根据医嘱给予适量的镇静剂。

（2）保持呼吸道通畅　由于麻醉药物的作用，患者下颌关节部位的肌肉松弛，易发生舌后坠而阻塞气道或是因痰液及口腔分泌物聚集在喉头、气管而阻塞气道。患者未完全清醒前，必要时在患者口腔内放置导气管以免舌后坠阻塞气道，并有利于气道内分泌物的吸出。护士应严密观察患者的呼吸情况，评估患者的呼吸速率、深度及性质。浅慢的呼吸可能是呼吸困难的早期征象。待患者完全清醒并恢复吞咽反射后可拔除导气管。

（3）注意生命体征变化　注意评估患者血压的变化，脉搏的次数、强弱、规律以及呼吸次数和性质。患者血压、脉搏、呼吸的变化能够提示有无出血及休克征象。血管疾病手术后应观察远端动脉搏动情况，及早发现有无血栓形成。

（4）排尿观察　保留尿管的患者严格按照无菌操作原则倾倒尿液，必要时记录尿量。尿管位置不当、尿液浑浊有絮状物及引流管打折均可导致尿液排出不畅。注意患者有无尿频、尿急、尿痛及排尿时烧灼感等泌尿系感染的主诉。未留置尿管的患者手术后 6~8 h 如果患者不能自解小便，应检查患者耻骨联合上缘膀胱是否胀满，有无不适感。评估患者有无尿潴留，如果为尿潴留应先采取诱导方式，如听流水声、温水冲洗会阴等。如果不能奏效，应予以保留导尿，待膀胱括约肌功能恢复后方可拔除尿管。

（5）饮食指导　胃肠功能手术患者肠蠕动的恢复需要一定时间，护士可询问患者有无排气及排便，并可用听诊器听诊肠鸣音来评估肠蠕动恢复情况。非消化道手术患者 6 h 后，可进流食，逐步过渡普食。消化道手术患者要根据医嘱严格掌握进食时间。指导患者进食高热量、低脂肪、富含维生素、易消化的食物。在禁食输液期间应根据患者输液的量、成分，合理配制液体，严格按配伍禁忌原则及无菌操作要求，以保证准确及时地治疗。对已进食而又缺少活动、每日液体摄入量较少、以前有便秘的患者应注意评估有无便秘发生。给予适当饮食指导，必要时给予缓释剂。

（6）神经系统反应　注意观察患者瞳孔大小，对光反射的强弱及意识的变化，以及可能伴随的体温、心率、血压及水、电解质情况等变化。脊髓手术患者应注意评估肢体感觉、运动的恢复情况。制订肢体功能锻炼计划，使患者及早康复。

4. 引流管护理　要明确各种引流管放置的位置及作用。妥善固定和保护引流管防止脱落，保障引流通畅及引流的有效性。定时观察引流物的颜色、数量、性质及变化，做好记录。

5. 营养支持　手术后需要维持患者的营养需求，尤其禁食期间要给予患者营养支持，保证水、电解质平衡。要正确配置营养液，严格无菌技术，遵守配伍原则，正确输注营养液及给药。

6. 伤口护理　定时查看敷料，观察有无出血及不正常的分泌物，敷料被浸湿时要注意其颜色、性质及引流液的量，及时更换并做好记录。

7. 基础护理　维持患者舒适，预防并发症应做好患者的皮肤护理，定时清洁皮肤，保持床单位整洁，协助患者改变体位，预防皮肤压力伤发生。有些患者术后因伤口疼痛或胃管等引流管刺激影响呼吸和排痰，易发生坠积性肺炎等呼吸道感染，应帮助患者翻身、拍背、排痰，雾化吸入稀释痰液，咳痰时按压伤口两侧以减轻疼痛。根据病情协助患者床上或下地活动，促进血液循环及肠蠕动，预防肠粘连及腹胀，尽快恢复胃肠功能，并预防下肢静脉血栓等并发症。

8. 疼痛护理　手术后伤口疼痛给患者造成很大的痛苦，疼痛的原因与手术部位、创伤大小、患者年龄及对疼痛的耐受力、心理-社会文化背景等有关。护士应正确评估伤口疼痛的性质、程度及持续时间，找出影响疼痛的因素，运用有效方法，减轻或解除患者疼痛，如患者翻身、咳嗽时应指导患者保护伤口、变换舒适卧位等。

9. 心理护理 手术会给患者带来相应的创伤，患者会表现出各种不同的情绪反应。如果手术使患者丧失身体的某些部分，如乳房切除、截肢、造瘘、偏瘫、失语等外观或功能改变，会造成患者的心理负担和痛苦，护士应鼓励患者树立信心，战胜疾病。

二、胰腺癌护理

【术前护理】

1. 营养支持 指导患者进食高蛋白质、高热量食物；根据患者情况正确配置和给予肠外营养支持或留置鼻饲管进行胃肠内营养，必要时输注白蛋白等新鲜血液制品，并注意给药反应，保证充足营养，改善营养状况，提高机体耐受力。

2. 增强凝血功能 因为胰胆管阻塞影响脂类食物的消化、吸收，导致维生素 K 及依赖维生素 K 的一些凝血因子缺乏，导致凝血功能下降，需要适量补充维生素 K_1。

3. 经皮肝穿刺胆管引流（PTCD）管护理 由于胆总管发生梗阻，胆汁不能顺利进入十二指肠，只能逆行进入血液中，导致黄疸和感染。为了防止和减轻黄疸和感染，临床上常对重度梗阻性黄疸患者留置 PTCD 管，这样可使淤积在胆管内的多余胆汁流出体外，从而减轻黄疸和感染，恢复和改善肝功能。注意观察引流液的颜色、性质和数量，固定并防止管路滑脱，保持引流通畅。

4. 皮肤护理 黄疸患者由于胰液胆汁淤滞及胆盐沉积，胆盐进入血液循环，作用于末梢神经，引起皮肤瘙痒。注意勤洗澡、更衣，保持皮肤清洁，不要搔抓，不要使用碱性较强的洗涤剂。发现皮肤破溃及感染要及时处理。

5. 心理护理 因疾病临床表现重，手术危险性大，患者在心理上难以接受，心理压力大，护士要多与患者沟通，及时了解患者的需求和心理变化，给予心理上的疏导和支持。

【术后护理】

1. 病情观察 监测生命体征、意识、精神状态、血糖等，必要时给予心电、血氧监测。

2. 引流管护理 术后常放置多根引流管，做好胃管、胰肠引流管、胆肠引流管、PTCD 管、胰支架管和导尿管等管路的固定，防止脱出及打折，保证引流通畅。观察引流液的颜色、性质并准确记录。为了便于识别和安全性，各种引流管应做好标识。

3. 营养及活动 保证静脉通路通畅，维持水、电解质平衡。术后第 1 日，半卧位有利于患者的呼吸及引流。术后第 2 日患者可在床边活动，预防并发症。

4. 症状观察及护理

（1）出血　由于胰液腐蚀手术区血管或患者凝血机制改变，可导致大出血。患者血性引流液较多或生命体征有变化应引起注意。

（2）胰腺炎　监测血淀粉酶和胰液淀粉酶。

（3）胰瘘　上腹部突然剧烈疼痛或持续性胀痛，发热，腹膜刺激征[+]，胰液流出或增加，引流液淀粉酶明显升高，常发生在术后 1 周左右。胰瘘发生后保持引流管通畅，及时换药，防止胰液外渗引起皮肤糜烂。按时给予抑制胰腺分泌的药物等。

（4）胃排空障碍　患者术后 7 日仍不排气，每日胃液量大于 500 mL。给予胃肠减压，营养支持，并使用促进胃肠动力的药物、理疗等处理方法。给予心理支持，帮助减轻心理负担。

三、甲状腺疾病护理

【术前护理】

1. 体位训练　患者取仰卧位，用枕头垫高肩背，头向后仰，每日练习，维持此体位时间尽量长为好。其目的是使患者适应手术体位需要，预防术后头晕、头痛。

2. 甲亢患者药物准备　监测基础代谢率（BMR）。服用复方碘化钾溶液（卢戈液），目的是减少甲状腺充血，使腺体缩小变硬，减少术中及术后出血。术前 2 周开始服用，每次 10 滴，每日 3 次。碘剂对口腔和胃黏膜有刺激，进餐时与食物同食，如滴在馒头上，以避免胃肠道症状。注意用药后反应。

3. 保持情绪稳定　关注患者情绪变化，避免情绪过度激动，影响基础代谢率的测定。

【术后护理】

1. 卧位　麻醉清醒，血压平稳后半坐卧位，利于呼吸和切口渗血引流；24 h 内减少颈项活动，减少出血；变更体位时，用手扶持头部，减轻疼痛。

2. 饮食　麻醉清醒后，可选用冷流饮食，利于吞咽，避免过热食物引起血管扩张，减少局部充血。

3. 活动　鼓励患者早做吞咽活动，48 h 内应避免频繁活动和说话，减少伤口内出血。拆线后要做颈部运动，防止切口粘连和瘢痕收缩。

4. 并发症的观察与护理

（1）出血　观察伤口敷料有无渗血，有无颈部迅速肿大、烦躁、呼吸困难等，及时通知医生处理。必要时剪开缝线，清除淤血。

（2）呼吸困难或窒息 可能由于出血、喉头水肿、气管塌陷、痰液阻塞等原因引起。注意观察患者病情变化，床前备气切包。

（3）喉返神经损伤 患者出现声音嘶哑或失音，双侧喉返神经损伤可致阻塞性呼吸困难。

（4）喉上神经损伤 音调降低，进食饮水时出现误咽、呛咳。

（5）手足抽搐 甲状旁腺功能减退，患者出现手足、面肌刺痛、麻木和痉挛。发作时，立即通知医生，检测血清钙、磷，给予静脉注射10%葡萄糖酸钙。

（6）甲亢危象 主要表现为高热、脉快烦躁、谵妄、大汗，常伴呕吐及腹泻，甚至出现昏迷或死亡。应严密观察患者生命体征及意识情况，及时配合抢救，包括给予物理降温，氧气吸入，给予镇静剂、冬眠药物、复方碘化钾溶液和抗甲状腺药物等，静脉滴注氢化可的松、维生素和维持水、电解质平衡等措施。

5. 健康教育 加强颈部功能锻炼，减少粘连。如需服用碘剂应严格按医嘱服用，确保疗效。注意观察有无复发及甲状腺功能减退等症状。

四、乳腺癌护理

【术前护理】

1. 有乳头溢液或局部破溃者，应及时给予换药，保持局部清洁。

2. 心理护理 大多数女性，特别是年轻女性，对乳房这一第二性征象征的器官的缺失不能接受，所以护士要在术前为其进行心理指导，说明手术对于生命的重要性，使患者逐渐接受手术。

【术后护理】

1. 伤口护理 伤口加压包扎，观察有无渗血，绷带松紧度，患肢远端血运情况。如发现肢端肤色发绀、温度低，应及时放松绷带。

2. 引流管护理 术后有两根腋下引流，一根接负压吸引计量，一根接无菌纱布，还有胸部皮瓣引流1~2根，接一次性20 mL注射器负压计量，指导患者保护引流管。妥善固定，防扭曲，防滑脱。观察引流是否通畅。

3. 患肢护理 术后3日内患肢制动，患侧上肢垫软枕，取抬高外展位，以利于淋巴和静脉回流，防止水肿。观察肢端血运、温度及有无肿胀。不要在患侧量血压、静脉输液，避免影响淋巴和血液回流。

4. 功能锻炼　术后 3~5 日鼓励患者逐步活动患侧上肢，进行功能锻炼。从握拳、屈腕、屈肘开始，做患肢高举动作，手指爬墙活动，逐步增加肩部活动，且可以做梳头的动作为止。直到能将患侧上肢高举过头，摸到对侧耳。鼓励患者生活自理，如洗脸、刷牙、梳头等，但避免患肢搬动、提拉重物。

五、胃及十二指肠溃疡护理

【术前护理】

1. 饮食　要少而精，食用富含维生素的水果、蔬菜。主食以软饭、面食为主，少食多餐。部分幽门梗阻患者可选用少量流食。并发出血、穿孔、完全幽门梗阻者要禁食。

2. 洗胃　幽门梗阻患者术前 3 日用高渗温生理盐水洗胃，以减轻胃黏膜水肿和炎症，有利于术后吻合口愈合。

3 纠正水、电解质紊乱静脉营养，保持体液平衡，提高术前抵抗力，以便接受手术。

【术后护理】

1. 胃肠减压护理　保持胃管通畅，定时冲洗胃管，胃管要固定牢固。嘱患者不要将痰液咽下以免阻塞胃管。观察胃液的颜色、性质及量，并准确记录引流量。做好口腔护理，保持口唇湿润，口腔内无异味。胃管一般 7 日以后拔除。

2. 饮食　术后禁食，静脉补充液体。拔除胃管后，可少量饮水，每次 4~5 勺，2 h 一次。如无不适反应，第 2 日可进流质饮食，如糖水、橘汁，每次 50~80 mL，每日 6 次。第 3 日改为半流食，每次 100~150 mL，避免选用胀气的食物，以蛋汤、菜汤、藕粉为宜。如一切正常，第 4 日可食用稀粥等低脂肪半流食，逐渐过渡，第 10~14 日可食用软食。主食与配菜都应软烂易于消化，每日 5~6 餐，忌食生、冷、油炸、刺激性及易胀气的食物。

3. 活动　应视患者个体差异而定。早期活动可增强肠蠕动，预防术后肠粘连。鼓励和协助患者床上活动和半卧位。

4. 并发症的观察

（1）出血　多发生在术后 24 h，可以从胃管内短时引流（大于 100 mL/h）鲜红胃液，患者头昏、脉速过快、恶心、呕吐、黑便、血压下降，应立即通知医生，立即输液输血，决定是否手术，采取急救措施。

（2）梗阻　表现为进食后上腹胀满和呕吐。采取禁食、输液、胃肠减压等措施，观察病情变化。

（3）吻合口瘘　常出现在术后 4~6 日，表现为持续发热、腹胀、腹痛、局限性腹膜刺激征。

（4）倾倒综合征 由于胃大部切除后丧失了幽门括约肌，食物失去控制，未与胃液充分混合即快速进入空肠，因渗透作用大量体液"吸收"到回肠组织，使循环血量骤然下降，表现为在进食后出现上腹胀痛、心悸、眩晕、出汗、呕吐、腹泻，甚至虚脱。应立即使患者平卧，数分钟后可缓解。处理调节饮食为主，进干食，控制糖类的摄入，进餐时和进餐后不要饮水，进食后平卧 10~20 min 症状可缓解。多数患者在 6 个月至 1 年内能逐渐缓解。

5. 健康教育

（1）饮食要有规律，少食多餐，定时定量，逐渐减少餐次，适应正常进餐时间；禁烟酒，禁辛辣、过烫、过冷和油炸食物。

（2）生活有规律，要注意劳逸结合，保持良好的心情，情绪要稳定。

六、胆石症护理

【术前护理】

1. 饮食 高脂肪饮食可促进胆囊收缩排出胆汁，会加剧疼痛。指导患者选用低脂肪、高蛋白质、高热量、富含维生素的饮食。

2. 术前用药 严重的胆石症发作性疼痛可使用镇痛剂和解痉剂，忌用吗啡类药物，因吗啡有收缩胆总管的作用，引起壶腹括约肌痉挛加重疼痛，加重病情。梗阻性黄疸患者胆汁不能进入肠道，影响脂溶性维生素 K 的吸收，要适当补充以改善凝血机制。

3. 病情观察 对于胆石症急性发作患者应注意观察其意识、体温、脉搏、呼吸、血压、尿量、腹痛情况及腹部体征，有无寒战、皮肤有无黄染、粪便颜色，及时发现有无感染性休克及胆道梗阻征兆。

4. 高热护理 物理降温，遵医嘱使用药物降温，做好皮肤清洁、保暖、观察等护理常规。

【术后护理】

1. 病情观察 观察全身情况，定时观察患者生命体征的变化，如腹痛、黄疸、尿量、尿及粪便颜色、食欲等。

2. 胃肠减压 禁食，及时补充液体，保持出入量平衡。

3. T 型引流管护理 胆总管切开放置 T 型管的目的是引流胆汁，使胆管减压。

（1）妥善固定，防扭曲，防脱落。

（2）观察并记录每日胆汁引流量、颜色及性质，防止胆汁淤积引起感染。

（3）如果 T 型管引流通畅，胆汁色淡黄、清亮、无沉渣且无腹痛、无发热等症状，术后 10~14 日可夹闭管道。开始每日 2~3 h，无不适可逐渐延长时间，直至全日夹管。在此过程要观察患者的情况，有无体温增高、腹痛、恶心、呕吐及黄疸等。经 T 型管造影后如显示胆道通畅，则于造影后再引流 2~3 日，以及时排出造影剂。经引流观察无特殊反应，可拔除 T 型管。拔管后如有渗液要及时更换敷料，保护皮肤。渗液流出较多要及时通知医生。

（4）预防感染，保持 T 型管无菌，每日更换引流袋，下地活动时引流袋应低于胆囊水平以下，避免胆汁回流。

七、门静脉高压症护理

【术前护理】

1. 改善营养状况　要进食高热量、低蛋白质、富含维生素的低渣或少渣饮食，有助于减少氨的吸收及对肝功能的损伤；避免进食粗硬、油炸及有刺激性、温度较高及不易消化的食物，防止损伤食管-胃底曲张静脉，引起大出血。伴腹水者给予低钠饮食。肝性脑病者要严格控制蛋白质摄入量。贫血及低蛋白血症等营养状况不良者，应给予适当补充血液制品。

2. 肠道准备　碱性溶液可促进氨的吸收，加重病情，故肠道准备时禁用肥皂水灌肠。可口服 50% 的硫酸镁或使用生理盐水及甘油灌肠剂灌肠清洁肠道。术前放置胃管要轻柔，选用细管，多涂润滑油，以免引起出血。

3. 消化道大出血护理　见内科护理。

4. 病情观察　有严重腹水的患者，在使用利尿剂的同时，密切监测水、电解质情况及 24 h 尿量。观察有无肝性脑病症状、静脉曲张破裂出血迹象等。

5. 心理护理　患者病情重，且大部分患者有过呕血、便血等出血史，所以心理压力大，有焦虑、恐惧的心理问题，护士要加强术前宣教，帮助患者了解手术及其重要性，减轻患者的心理压力。

【术后护理】

1. 正确记录出入量，监测水、电解质平衡。

2. 并发症的观察及护理

（1）出血　患者肝功能障碍，凝血功能差，极易引起出血。要密切观察患者的生命体征、尿量、腹腔引流液的颜色和性状，观察有无出血倾向。

（2）血栓 脾切除后脾功能亢进消除，血小板迅速增加，凝血功能增强，可引起肠系膜静脉及脾静脉血栓形成。观察患者血小板变化，有无急性腹痛、腹胀及腹膜刺激征等症状。

（3）肝性脑病 门静脉高压分流术致使大部分门静脉血流转流至腔静脉，来自肠道血液的代谢产物不经过肝脏解毒直接进入体循环而损害肝功能，诱发肝性脑病。术后要密切观察患者意识情况，如定向力及理解力减退、白天嗜睡、夜间兴奋、失眠多语等，少用或不用吗啡类药物，慎用安眠药；监测体温变化。及时给予抗生素，预防感染。减少诱发肝性脑病的因素。

八、腹部疝护理

【术前护理】

1. 积极治疗咳嗽、腹胀、便秘及排尿困难等可能引起腹压增高的病症，减少复发。

2. 患者出现腹部胀痛时，应及时卧床回纳疝。较严重者，可使用疝带，起到支撑作用，防止疝脱出。

3. 术前指导患者进行床上排尿训练，避免术后出现尿潴留。

4. 认真做好皮肤准备。

【术后护理】

1. 卧位 术后平卧，双腿屈曲，膝下垫枕，使腹部松弛，减少伤口的张力。1~2日后可抬高床头 15°~30°。

2. 活动 术后不宜过早下床活动，一般应卧床 1 周左右，老年患者、巨大疝及复发疝患者应适当增加卧床时间。

3. 预防 血肿术后在伤口处压 1kg 的沙袋 24 h 左右，减少伤口出血。腹股沟疝修补术后的患者，可用绷带托起阴囊 2~3 日，以防止或减轻伤口渗出液流入阴囊引起肿胀。

4. 饮食 手术中操作未触及肠管者，患者可于翌日开始进食；如涉及肠管，应在恢复肠蠕动（排气）后进食。应食用易消化、少渣、高营养食物，避免引起腹胀及便秘。

5. 减少增加腹压的因素 在咳嗽、打喷嚏时，要按压伤口，必要时服用镇静剂；便秘时，不要骤然用力，应使用润肠剂或缓泻剂。

九、直肠癌护理

【术前护理】

1. 营养支持 对于术前有便血史的患者更要注意加强营养，提高抵抗力。

2. 心理护理　永久性人工肛门使患者焦虑，情绪低落。应给予健康指导，减轻其心理负担，树立信心，配合治疗。

3. 肠道准备　充分的肠道准备可以增加手术成功率和安全度。

（1）术前 3 日服用肠道准备药物抗生素和泻药，庆大霉素 8 万 U，每日 2 次；50%硫酸镁 40 mL，每日 2 次，年老体弱者可服用液状石蜡 50 mL，每日 2 次，抗生素以抑制肠道细菌生长繁殖、预防术后感染，缓泻剂有效地清洁肠道。

（2）术前 1 日禁食，遵医嘱补液，根据患者情况选择不同方式进行肠道准备。注意肠道准备过程中患者的情况，防止患者虚脱。

【术后护理】

1. 病情观察　直肠癌根治术创面较大，出血较多，要注意伤口渗出及引流情况，必要时给予心电监测，及时发现出血现象。

2. 保持清洁　结肠造瘘口与伤口之间用塑料薄膜妥善隔开。肛门部切口可用稀释络合碘或高锰酸钾溶液（1∶5000）坐浴。

3. 结肠造瘘护理　结肠造瘘于手术后 2~3 日开放。

（1）皮肤护理　用清水洗净造瘘口周围皮肤，涂抹氧化锌膏，防止皮肤红肿、破溃，保持皮肤的完整性。

（2）假肛袋的正确使用　要准备几个交替使用（有条件可使用一次性假肛袋），要注意及时清理，避免感染和臭气。

（3）掌握适当的活动强度　避免增加腹压，引起肠黏膜脱出。

（4）症状观察　常见并发症有瘘口狭窄、造瘘肠端坏死、瘘口肠管回缩及瘘口水肿。要注意观察粪便数量及形态、瘘口形态及变化，发现异常及时处理。

（5）饮食　预防肠道感染，能够正常进食后，给无渣或少渣饮食，避免进食产气及刺激性食物。

4. 尿管护理　为防止术中输尿管及膀胱损伤，防止直肠切除术后膀胱后倾所致的尿潴留，术前置导尿管，术后要放置尿管 5~10 日。期间应保持会阴部清洁。拔管前应先夹闭尿管，定时开放，训练膀胱张力，膀胱功能恢复后方可拔管。

十、先天性心脏病护理

【术前护理】

1. 预防和控制感染　指导患者戒烟；注意保暖，预防感冒和呼吸道感染；注意口腔、皮肤卫生，避免黏膜和皮肤破损，术前可遵医嘱给予适量抗生素，预防细菌性心内膜炎。

2. 严重发绀型先天性心脏病患者术前 1 周间断吸氧，警惕缺氧性晕厥发作。

3. 避免术前头颅外伤，因颅脑外伤易引起体外循环时颅内出血。

4. 术日准确测体重，为术中、术后用药做准备。

5. 指导患者掌握腹式呼吸及咳嗽排痰方法。

6. 加强心理护理。

【术后护理】

1. 先天性心脏病手术患者多为儿童，应严密观察意识、表情、瞳孔、感觉及四肢活动情况，每小时检查 1 次，以便及早发现神经系统并发症。

2. 准确监测心功能及动脉血压，术后 24 h 内每 15 min 一次监测记录生命体征，观察左房压、右房压、肺动脉和肺动脉楔压，严格记录每小时尿量，保证出入量平衡。

3. 监测血电解质的变化，每 2 h 抽血查电解质，特别注意观察血钾、血钙的变化。预防低血容量及肺水肿，补足失血，控制液量 50~100 mL/（kg·d）（20 kg 以下），利尿剂从 3~5 mg 开始应用。

4. 保持呼吸道通畅，及时清除呼吸道分泌物，预防肺不张。使用呼吸机患者应注意观察呼吸机是否与患者呼吸同步，随时监测动脉血气分析以调整呼吸机的参数。

5. 密切观察病情，注意有无活动性出血及心脏压塞征象，一旦确定有心脏压塞、心包或胸腔内有活动性出血，应立即做好开胸止血准备。

十一、风湿性心瓣膜病护理

【术前护理】

1. 控制运动量　指导患者床上活动肢体，避免剧烈活动，防止血栓脱落致猝死。观察患者，如活动过量出现心绞痛或频发室性期前收缩及时平卧休息，给予氧气吸入。

2. 进食　高蛋白、高热量、富含维生素、低盐饮食，增加机体抵抗力。

3. 遵医嘱使用强心、利尿、扩血管药物　并观察药物疗效及不良反应。用药观察：给予洋地黄和利尿剂控制心力衰竭，长期使用洋地黄制剂患者，需注意中毒反应，使用利尿剂时应监测电解质情况，预防低钾、低钠、低氧血症。

4. 预防感染　改善气体交换，给予氧气吸入，减轻心脏负担和肺淤血。

5. 心理护理　保持心情舒畅，给予镇静剂，避免情绪激动，防止诱发急性肺水肿。

【术后护理】

1. 预防急性肺水肿　记录 24 h 出入量，严格控制输液总量和输液速度。

2. 预防术后并发症　监测心电图变化及电解质（尤其是钾）情况，遵医嘱给予抗心律失常药；注意保持心包引流管通畅，观察有无心脏压塞；预防感染（严格无菌操作、限制探视），防止发生感染性心内膜炎。

3. 促进呼吸功能恢复　使用呼吸机患者应防止人机对抗、气道阻塞及支气管痉挛等。

4. 鼓励早期下床活动　血压平稳后可取半卧位，同时做四肢关节的屈伸运动。

5. 抗凝治疗及护理　遵医嘱行抗凝治疗，预防血栓形成，密切监测出、凝血情况（引流、手术切口等）、鱼精蛋白备用。术后每日检查凝血酶原时间（prot hrombin time，PT）和活化部分凝血活酶时间（activated partial thromboplastin time，APTT），抗凝适当的标准为凝血酶原时间为正常值（12~14 s）的 1.5~2 倍，活动度在 30%~40%，国际标准比值（INR）2.0~2.5。调整好剂量后，应每 2 周复查 PT 和 APTT 一次，并观察有无牙龈出血、皮下出血、柏油样便、月经增多、头痛等症状出现，如有上述症状及时处理，调整药物剂量。

6. 心理护理　使患者尽早适应机械瓣声音。

7. 出院指导　出院后配合各项治疗；严格按医嘱服药，告知患者术后用药的重要性，教会患者观察药物的不良反应，如抗凝药物的注意事项及副作用，出院后要逐渐增加活动量，直到以中等速度爬楼梯不觉过度疲倦为止。

十二、动脉粥样硬化性心脏病护理

【术前护理】

1. 严格控制血压、血脂和血糖的变化。

2. 注意休息，避免心肌梗死。

3. 饮食与营养支持　低盐、低脂、低胆固醇饮食，必要时可经静脉补充营养。

4. 保持大小便通畅　可遵医嘱使用大便软化剂或缓泻剂。

5. 心理护理　心脏手术复杂，危险性大，并发症多，患者需要承受来自家庭、社会、经济上多方面的压力，护理人员要为患者进行心理疏导。

【术后护理】

1. 严密监测术后生命体征的变化，持续心电图监测，预防并发症，如低心率综合征、出血、心肌梗死等。

2. 每 2 h 观察动脉侧指（趾）端颜色及毛细血管充盈情况和皮温变化，弹力绷带不宜过松或过紧，术后第 2 日更换敷料。

3. 促进呼吸功能恢复，使用呼吸机患者应防止人机对抗、气道阻塞及支气管痉挛等。

4. 体温监测　术后体温低于 35 ℃时应保暖复温，体温升至 38 ℃应立即采取物理降温，若高于 39 ℃应通知医生给予药物降温，以避免心率加快，心肌耗氧量增加。

5. 手术后每 2 h 抽血监测并控制血糖、血电解质变化，平稳后每日查血电解质、血糖。

6. 监测 PT+APTT，观察出血情况。

7. 根据患者心功能情况制定活动计划，术后 2 h 即可开始被动活动，行患侧下肢、脚掌、趾功能锻炼，术后协助患者早期下床活动，预防下肢深静脉血栓的形成。

8. 健康教育

（1）保证舒适、安静的休养环境，室内经常通风换气，并根据气候及时增减衣服，预防感冒。

（2）保持心情愉快，避免情绪过于激动。

（3）注意饮食搭配，肥胖患者应控制体重，减少总热量摄入；高脂血症患者应以低脂饮食为主；高血压患者应坚持低盐饮食。

（4）根据医嘱正确服药，定时定量，术后应终身服用抗凝剂（阿司匹林）皮下出血或便血并定期复查凝血酶原时间及活动度。随身携带急救药物如硝酸甘油类药物；可能需要服用血管扩张剂（单硝酸异山梨酯）、钙通道阻滞剂（地尔硫　）、口服 β 受体阻滞剂（阿替洛尔），服用控制心率药物应自测心率，如有减慢应遵医嘱减量或停药。

（5）注意劳逸结合，逐渐恢复工作，根据自身耐受进行适当体育锻炼。

（6）养成良好的生活习惯，严格戒烟，进食低脂、低胆固醇、高纤维素食物。

（7）出院后每 2 周复查 1 次，以后根据病情减为 1~2 个月复查 1 次，如有不适及时就近就诊，以免耽误治疗抢救。

（8）注意保持大便通畅。

十三、胸腔闭式引流护理

【护理要点】

1. 置管部位　排出气体——积气多向上聚集，胸管常置于患侧锁骨中线外侧第 2 肋间。引流液体——积液处于低位，胸管置于患侧腋中线或腋后线第 6~8 肋间。引流脓液——胸管置于脓腔最低点。上肺叶切除术患者放置 2 根胸管，上面排气，下面排液；全肺切除术患者胸管夹闭。

2. 影响引流的因素　水封瓶位于胸部以下 60~100 cm，禁止高于胸部。胸管过短在患者咳嗽或深呼吸时胸腔积液可能回流导致感染。胸管过长可能扭曲、增大呼吸道无效腔，不易引流从而影响肺复张。注意患者翻身活动时应防止胸管受压、打折、扭曲、脱出。保持胸管通畅，每 15~30 min 挤压 1 次。

3. 维持引流系统密闭　长管在液面下 2~3 cm，接头固定，保持直立。更换或倾倒时，需双血管钳夹闭胸管，引流瓶内放无菌生理盐水 500 mL。

4. 观察记录引流液量　术后 5 h 内每小时应少于 100 mL，24 h 应少于 500 mL，颜色由鲜红色逐步变为淡红色。观察并记录引流液的颜色、性质和量。

5. 严格无菌操作，防止逆行感染　更换或倾倒引流液时，要严格无菌操作；引流装置要保持无菌。

6. 拔管指标　48 h 后，肺完全复张，12 h 内引流液少于 50 mL，无气体排出，水柱无浮动，听诊呼吸音清晰即可拔管。拔管后用无菌油纱堵塞引流口，以防气胸。拔管后注意观察有无胸闷、呼吸困难、切口漏气、皮下气肿、渗血、渗液。

7. 止痛　应用自控镇痛泵（PCA）或哌替啶 50 mg 肌内注射、吗啡微量泵入、口服止痛药等。

8. 维持水、电解质平衡　输液应 24 h 匀速滴入，保持出入平衡。肺叶切除（全肺切除）、婴幼儿、老年人、心肺功能不全者控制速度，限制钠盐，防止肺水肿。

9. 饮食　肺叶手术者清醒后进流食，翌日普食；食管手术者禁食至排气再遵医嘱进食、水。

10. 活动　指导患者床上活动四肢，抬臀，锻炼患侧肢体。

11. 保持大便通畅　必要时给予缓泻剂，以防止便秘时因用力排便而增加心肺负担，发生呼吸困难，甚至心律失常。

十四、气胸护理

【术前护理】

1. 维持呼吸道通畅及正常的换气功能　给予氧气吸入 3~5L/min，观察有无气管偏移和反常呼吸运动；如开放性气胸应立即用敷料（最好用凡士林纱布）封闭胸壁伤口，变开放性气胸为闭合性气胸，阻止气体继续进出胸膜腔。

2. 观察生命体征，注意有无合并其他脏器损伤，如有合并其他重要脏器损伤应立即抢救。

3. 固定胸壁，减少胸壁运动度，以减轻疼痛不适。

4. 做好胸外科术前常规准备。

【术后护理】

1. 维持呼吸道通畅　及时清除呼吸道分泌物，清醒后半卧位，鼓励患者咳嗽，促使肺复张。

2. 观察出血倾向　保持胸腔引流管通畅（见胸腔引流管护理）。

3. 预防肺不张　呼吸治疗，术后第 1 日早晨开始给予雾化吸入、拍背咳痰、指导患者练习深呼吸、吹气球。

4. 应适当给予止痛剂　以利于深呼吸及有效咳嗽，止痛剂的使用以不抑制呼吸或咳嗽反射而能减轻疼痛为原则。

5. 维持体液平衡　记录 24 h 出入量，评估是否平衡，适当控制输液速度，避免肺水肿。

6. 饮食　清醒后进流食，翌日普食，应食用易消化、高蛋白质、高营养及富含维生素、纤维素的食物。

7. 促进手臂和肩膀的运动　目的是预防肺组织塌陷、肺扩张不全以及肺换气不良。

十五、肺癌护理

【术前护理】

1. 术前协助患者排痰。

2. 吸烟患者戒烟，注意口腔卫生，早晚刷牙或给予口腔护理。

3. 指导患者掌握呼吸技巧，保持呼吸道通畅，遵医嘱给予抗生素。

4. 鼓励患者适当活动，增加心肺功能。指导患者练习腹式深呼吸，学会有效咳嗽。

5. 给予合理充足的营养，维持机体的需要。

6. 向患者及家属详细说明手术方案及手术后可能出现的问题，各种治疗护理的意义、方法、大致过程、配合要点及注意事项，让患者有充分的心理准备。

【术后护理】

1. 体位同胸外科术后护理体位。

2. 做好胸腔引流管护理。

3. 监测生命体征，注意观察有无呼吸窘迫现象。

4. 维持体液平衡　严格记录出入量，术后1~2日内控制输液速度在1~1.5 mL/（kg·h），以防肺水肿。

5. 维持呼吸道通畅　协助术后呼吸功能锻炼，鼓励并协助患者进行深呼吸，有效地咳痰，必要时吸痰；观察呼吸频率、幅度、节律，以及双肺呼吸音；给予氧气吸入；进行雾化吸入，以稀释痰液。

6. 饮食　术后翌日晨可进少量清流食，根据患者情况逐渐过渡为普食。宜进食高蛋白、高热量、富含维生素、易消化食物，以保证营养，提高机体抵抗力，促进伤口愈合。

7. 切口疼痛处理　在呼吸及血压平稳时，每隔4 h给予哌替啶+异丙嗪肌内注射，还可给予吗啡控释片口服或置肛。若有PCA或硬膜外镇痛剂应及时正确指导患者或由护士有效使用。

8. 术后锻炼　清醒后在护士指导下进行臀部、躯干、四肢的轻度活动，术后翌日进行肩臂活动，防止肌肉粘连，鼓励患者用术侧手臂取物，并早期下地活动。

十六、食管贲门癌护理

【术前护理】

1. 心理护理　讲解手术和各种治疗、护理的意义，讲述鼻胃管的作用、饮食管理及其他开胸手术注意事项。进行必要的心理疏导。

2. 营养支持　指导患者进食高蛋白质、高热量、粗纤维流食、半流食，不能进食者行胃肠外营养支持或空肠造瘘灌注营养素。

3. 保持口腔清洁　给予患者口腔护理，呕吐后立即漱口。口腔清洁可减少细菌的停留和繁殖，避免术后吻合口感染。

4. 呼吸道准备　戒烟，练习有效咳痰和深呼吸。

5. 胃肠道准备　术前3日流食，术前1日禁食。

【术后护理】

1. 监测生命体征　每30 min一次，平稳后可每2 h一次。

2. 保持呼吸道通畅　鼓励患者深呼吸，吹气球，促使肺膨胀，必要时行经口鼻吸痰或纤维支气管镜吸痰。

3. 胃肠减压的护理　术后6~12 h从胃管可吸出少量血性液体，术后第1个24 h引流量100~200 mL，第2个24 h约300 mL，如引出大量血性液，应降低吸引力并报告医生；

引流不畅时，用无菌生理盐水 5 mL 冲洗霄管，仍不畅者报告医生处理。胃肠减压应持续 3~4 d，肛门排气后拔除胃管。

4. 饮食护理 胃肠蠕动未恢复前禁水禁食，静脉输液（体重 50 kg）2500~3000 mL/d，24 h 持续补液。胃管拔除后可饮少量水，如 2 h 后无吻合口瘘症状，在术后 5~6 d 开始进清流，每次 100 mL，每日 6 次。术后 10 日进流食，术后 15 日半流食。

5. 并发症的护理

（1）吻合口瘘 食管癌术后严重并发症，病死率高达 50%。多发生在术后 5~10 日，出现呼吸困难、胸腔积液及全身中毒等症状，包括高热、血白细胞计数升高，应立即禁食、引流、抗炎及给予静脉营养支持。必要时需再次手术。

（2）乳胸 食管癌术后比较严重的并发症，多因伤及胸导管所致。多发生在术后 2~10 日。患者表现为胸闷、气急、心悸，甚至血压下降。一般主张行胸导管结扎术，同时给予肠外营养支持治疗。

十七、库欣综合征护理

【术前护理】

1. 皮质激素分泌过多，可引起糖代谢紊乱，约 20% 的患者有明显的糖尿病症状。术前空腹血糖应控制在 11.1 mmol/L 以下，以提高抗感染的能力；对同时出现痤疮的患者，应于术前 2 日适当应用抗生素预防感染。

2. 为防止肿瘤切除后体内糖皮质激素骤减，术前 12 h 及术日晨各肌内注射醋酸可的松 50 mg。

3. 库欣综合征患者可引起病理性骨折，所以要限制患者活动范围，防止跌倒，加强保护。

4. 外科术前护理，做好皮肤准备、配血、服药。

5. 饮食应给予低盐、高蛋白饮食，多食钾、钙含量高的食物；合并糖尿病者给予糖尿病饮食，以控制血糖。因患者基础代谢增高，出汗多、消耗大，应鼓励患者多饮水。

【术后护理】

1. 密切监测生命体征 术后 30 min 测量血压、脉搏 1 次；血压平稳后给予半卧位，有利于伤口引流，并改为每 2 h 测量血压、脉搏 1 次。

2. 肾上腺皮质危象的观察 术后皮质激素不足，患者可发生急性肾上腺皮质功能低下，表现为头痛、恶心、呕吐、脉速、无力、腹泻、血压下降及昏迷等。应严密观察，当发生上述症状时，及时通知医生。在除外出血情况下，应首先考虑肾上腺皮质功能不足，立即静脉滴注氢化可的松 100 mg，观察反应，症状不缓解可加大用药剂量。

3. 激素治疗　术后第 1 至 2 日每 6 h 肌内注射醋酸可的松 50 mg，此后逐渐递减，在减量过程中，注意观察患者的反应和主诉，及时调整用药剂量，防止发生肾上腺皮质危象。

4. 肌内注射激素时的注意事项　因肌内注射激素不易吸收，并且患者脂肪丰满，肌层相对深而薄，因此注射时采用长针头深部肌内注射。醋酸可的松为混悬液，使用前要充分摇匀，药物剂量和注射时间要严格掌握，严格无菌操作，防止注射部位感染和吸收不良。

5. 加强营养　维持水、电解质平衡。准确记录出入量，保持出入量平衡，防止补液量过多加重心肺负担；排气后鼓励患者进食高蛋白质、富含维生素、易消化食物，促进伤口愈合。

6. 伤口护理　妥善固定肾周引流管，保持通畅；保持伤口敷料清洁干燥，如有渗血渗液通知医生及时更换。防止腹压增高，将腹带裹紧，预防咳嗽和便秘，拆线时间相对延长至 10~13 日以上。

7. 预防感染　患者免疫力低下，术后易发生感染。定时为患者翻身、叩背，协助排痰，防止肺部感染和肺不张，加强皮肤护理，防止压疮，观察体温变化及切口渗出情况，应用广谱抗生素，预防感染。

十八、嗜铬细胞瘤护理

【术前护理】

1. 控制血压　应用 α 受体阻滞剂治疗，使血压下降，减轻心脏负担，并使患者原来缩小的血管内容量扩大，减少手术并发症和死亡率。术前通常给予酚苄明 10~20 mg，口服每 8 h 一次或乌拉地尔 30~60 mg 口服每 6 h 一次，持续 1 个月，以控制血压使之接近正常。

2. 症状的观察和护理　患者血压升高时，多伴有头疼，不同程度的头昏、心悸、视物模糊、腹痛、呕吐、面色苍白、四肢冰冷、大汗淋漓，甚至脑出血等。因此需严密监测血压及脉搏，常规每日测 4 次，病情发生变化时及时通知医生给予处理，并持续监测血压，防止脑出血的发生。当患者出现心律失常，心率快时可遵医嘱给予普萘洛尔 10 mg 口服（每日 3 次），术前 3 日应停药，以免术中出现心脏意外。

3. 积极防止血压升高 做好心理护理,稳定患者情绪,取得密切合作,防止意外发生;向患者讲明按时服药的重要性;住院期间以卧床休息为主,避免因过度疲劳导致血压升高;做各项检查治疗前要向患者解释清楚,有专人陪同;工作中要注意言语态度,避免过激语言及不良刺激;告诉患者不可激动,加强同护士之间的沟通,将不良情绪降低至最低。

4. 正确收集儿茶酚胺尿 为诊断提供依据。

【术后护理】

1. 生命体征的观察 嗜铬细胞瘤切除术后,儿茶酚胺的作用消失,血管容量相对增大,因此每 15~20 min 测血压 1 次。血压过低,加快输血或输液速度,提高有效循环血量。若血压仍不能维持正常,应在中心静脉压的监护下及扩容的同时,使用血管收缩药以维持血压,待血压平稳后改测血压每小时 1 次(血管收缩药物应尽可能减少用药剂量及用药次数)。同时监测每小时尿量和肾脏功能。

2. 胃管的护理 妥善固定,定时用生理盐水 20 mL 冲洗胃管,保持其通畅,减轻腹胀,增加舒适感。肠蠕动恢复,有肛门排气者,即可拔除胃管,少量饮水。

3. 保持静脉输液通畅 建立有效静脉通路,以防病情突变;有中心静脉插管者定期更换敷料,保持穿刺部位无渗血;严格无菌操作,预防感染;输液完毕后,用肝素盐水正压封管,避免管道堵塞;保持出入量平衡。

4. 适当活动 病情稳定后,无血压波动,鼓励患者在床上活动,避免肺部感染及下肢静脉血栓等并发症。

5. 血压 术后血压多数恢复正常,少数患者术后 1 周血压及血、尿中儿茶酚胺仍偏高,可能与术后应激及储存儿茶酚胺较多有关,故术后 1 个月重测数值更准确。

6. 心理护理 鼓励和安慰患者,给予心理上的支持,使其配合治疗。

十九、肾癌护理

【术前护理】

1. 监测血压 每日测血压 2 次,控制血压在正常范围。协助医生了解患侧及健侧肾脏功能以及手术方式。

2. 改善患者营养状况 进食高蛋白质、高热量食物,必要时输血。

3. 心理护理 向患者及其家属讲解切除一侧肾脏,只要健侧肾脏功能正常,对自身各方面没有影响。可让术后恢复良好的肾切除患者与之交谈,解除思想顾虑,取得合作。

【术后护理】

1. 出血的观察　密切注意有无手术后出血及休克表现。出血可因术中血管结扎不良引起，密切观察患者血压、脉搏及意识的变化，每 0.5~1 h 测量血压、脉搏 1 次；保持引流管通畅，观察色量是否正常，当引流液颜色鲜红，量>100 mL/h 时，脉搏加快，脉压缩小，提示有腹腔内出血，立即通知医生。同时注意观察伤口敷料有无渗血。

2. 体位　术后平卧位，血压平稳后给予半卧位。但肾部分切除患者需绝对卧床 1 周，避免加重出血或肾下垂。

3. 肾功能的观察　由于手术对肾脏的直接影响，可暂时增加健侧肾脏负担。术后准确记录出入量，并根据血、尿生化检查相应调整水和电解质的摄入量，防止水、电解质紊乱，减轻健侧肾脏负担。

4. 预防术后并发症　卧床期间鼓励并协助患者定时（每 2 h）向健侧翻身，给予拍背，嘱患者将痰液及时咳出，防止发生肺部感染，并且有利于肠蠕动的早日恢复，减轻腹胀。

5. 抗生素的应用　选用对肾脏无损害或毒性较轻的抗生素，保护肾功能。

二十、肾移植护理

【术前准备】

1. 透析（或腹膜透析）　充分有效的透析治疗，可减轻氮质血症，纠正水、电解质紊乱和酸碱平衡失调，减少体内水钠潴留，控制高血压，改善心功能。透析时间一般在 3 个月以上，并且是规律血透（如定期每周一、三、五或二、四、六行血透者为规律血透），使机体处于较"理想"的状态。术前 24 h 以内必须增加透析 1 次。

2. 改善贫血　加强营养，供给高蛋白、高碳水化合物、高维生素、低盐饮食，纠正贫血，增加免疫耐受力。以原血细胞或新鲜血为宜。陈旧血内钾离子含量高，易导致血钾过高，对肾衰竭患者尤要注意。

3. 预防感染　使用抗生素，积极控制感染。有感染病灶者不可手术，必须完全清除。咽拭子培养和清洁中段尿培养为阴性者，方可手术。

4. 控制血压　使用控制血压药物控制血压。

5. 配血　配足术中用血，并急查血电解质作为与术后对照的指标，观察疗效。

6. 卫生宣教及心理护理　评估患者的一般情况，向患者及其家属做好宣教。术后患者所住房间实行保护性隔离，谢绝家属探视及陪伴，患者由护士专人护理，防止感染。将呼叫器使用方法告诉患者，家属留好联系电话，取得理解与支持。在心理上给予患者支持，建立战胜疾病的信心。

7. 术前用药　术前应口服免疫抑制剂如硫唑嘌呤 100 g，以减轻术后排斥反应。

【术后护理】

1. 术后实施保护性隔离　严格无菌操作，设专人护理。

2. 严密监测生命体征　持续心电、血氧、血压监测，每小时测量 1 次。术后第 2 日血压平稳，改为每 4 h 测量 1 次。

3. 尿液的观察

（1）多尿期的护理　肾移植术后常有 3~5 日的多尿期，最多者可达 8000 mL/d，将尿管接一次性储尿器，测量每小时尿量。严密观察出入量变化，及时调整输液速度及量，维持水、电解质平衡，遵循"量出为入"的原则。24 h 出入总量差额不超过 1500 mL。

（2）少尿与无尿护理　当观察尿量<30 mL/h 时，通知医生给予必要的处理。无尿的原因可能为低血压、移植肾血流灌注不良、肾后性梗阻、急性肾衰竭、急性排斥、尿外渗等。

（3）尿的颜色及比重　术后最初 3 日内可有轻度的血尿，属正常现象，但要保持尿管通畅，适当减少翻身活动及移植肾侧屈腿次数。尿比重与尿量成反比，与尿中固定成分成正比。

4. 观察病情　为预测肾移植术后是否发生排斥反应，严密观察病情甚为重要。常见的排斥症状及体征有：体温突然升高至 38.5 ℃以上（但要除外用免疫抑制剂的不良反应）多在凌晨 4：00~5：00；移植肾区胀痛；尿量显著减少，体重增加；血压升高；检查发现移植肾明显肿大；个别患者出现精神症状，如烦躁不安、精神恍惚、过激行为、自行拔引流管等。以上症状可同时出现或仅出现若干项。对任何一种症状的出现，护理人员都应及时与医生取得联系，以便对排斥反应早做诊断。

5. 应用免疫抑制药物的注意事项　免疫抑制剂可预防和减少排斥反应的发生，提高移植肾存活率，但应掌握药物的不良反应。目前临床常用的药物如爱欧山（OKT3）、赛尼哌等，为抗 T 细胞亚群单克隆抗体，可出现高热、腹泻、轻度肺水肿。用药过程中应注意于用药前 30 min 给予地塞米松 5 mg 通过墨菲氏滴管将免疫抑制剂注入 5% 葡萄糖 200 mL 中慢滴，4~6 h 输完。

6. 各种管道的护理　术后常留置肾上腺、肾下极引流管各一根及尿管。分别妥善固定，保持通畅。注意引流液颜色、质量。如引流量突然增加，颜色呈尿色，提示有尿瘘发生的可能，应保持充分引流。

7. 预防感染 患者术后抵抗力低下，容易发生感染，需积极防治。用紫外线灯定时消毒室内空气，每日 3 次，保持温度、湿度适宜；口腔护理。应用复方硼砂含漱液漱口。饭前、饭后均要漱口。已进食者，鼓励患者生食大蒜，起到杀菌作用。如有真菌感染引起的口腔炎，可使用 1% 过氧化氢溶液嗽口。对病毒引起的疱疹，可口服阿昔洛韦 100~200 mg，每日 3 次；每 2 h 翻身、拍背 1 次，帮助按压伤口，鼓励患者咳痰，给予雾化吸入，每日 2 次，雾化器需专用，预防交叉感染；女患者会阴冲洗，男患者尿道用络合碘棉球擦拭，每日各 2 次，保持局部清洁。尿量正常，鼓励患者多饮水。严格记录入量，保持出入量平衡，更换尿袋或放尿液时应无菌操作，预防泌尿系感染；肾移植患者皮肤干燥、脱屑，每日清洁皮肤 1 次，勤换衣裤，保持床单平整、清洁。防止皮肤破溃。观察伤口敷料，如有渗血渗液，通知医生，及时更换，保持干燥，遵医嘱应用抗生素。

8. 消化道应激性溃疡 移植前应做钡餐检查发现溃疡，积极治愈，移植后可用抑酸剂和保护胃黏膜药预防此并发症。

9. 饮食 术后肠蠕动恢复后可进流食，逐步改为半流食、普食。移植肾功能恢复、血肌酐正常后，鼓励患者进食高蛋白质、高热量、富含维生素及低脂饮食。尿量多时可不限制盐的摄入。

10. 保持大便通畅 观察患者排便情况，如术后 3 日未解大便应给予少量缓泻剂，如开塞露 1 支入肛。避免用力排便，腹压增高，造成移植肾血管破裂。

11. 动静脉外瘘的护理 动静脉外瘘可作为移植肾未完全恢复功能前，挽救生命的一条途径，因此即使行肾移植术，仍应完好保留动静脉外瘘，禁止在此肢体测血压、抽血及输血，可做布套加以保护，但松紧适中。

二十一、输尿管结石护理

【术前护理】

1. 疼痛的护理 通常疼痛在前，血尿在后。疼痛发作时注意保护患者，防止意外发生可给予解痉镇痛剂，并观察用药后的效果。

2. 预防感染 患者多饮水，观察尿液颜色，如出现浑浊，伴有尿频、尿急或尿痛等症状，通知医生，口服抗生素，预防感染。

3. 心理护理 多关心和帮助患者，解除思想顾虑，消除恐惧心理。

4. **术日早晨准备** 由护理员协助患者去放射科重拍腹部平片，确定结石位置，拍片后患者即平卧于平车上，嘱患者尽量不动，防止结石变换位置。术前留置尿管，注意无菌操作。

【术后护理】

1. **体位** 术后侧卧位或半卧位，以利引流。肾实质切开者，应卧床2周。经膀胱镜夹碎石后，适当变换体位，增加排石。

2. **引流管的护理** 术后常留置肾造瘘管、输尿管吻合口引流管、尿管及输尿管支架管各一根，应妥善固定，防止扭曲、脱落，并密切观察各管引流液的颜色、量。当引流液颜色鲜红，量>100 mL/h时，立即通知医生给予处理。

3. **尿瘘的观察** 当输尿管吻合口张力增大，缝合处愈合不良或缝合欠佳，可导致尿瘘的发生。一旦发现吻合口引流量突然增加，色呈浅红或浅黄，提示有尿瘘发生的可能。应保持引流管的通畅，输尿管支架管放置时间相对延长，静脉补充蛋白质，促进组织修复及瘘口愈合。若瘘口长期不愈合，可能需再次手术。

4. **预防感染** 尿液引流不畅或留有残余结石是导致泌尿系统感染的主要原因。应监测体温及血象，并静脉输入抗生素防治感染。

5. **输液和饮食** 肠蠕动恢复后，可进食；输液并鼓励多饮水，达每日3000~4000 mL，以保证充足的体液量；血压稳定者可用利尿剂，以增加尿量，达到冲洗尿路和改善肾功能的目的。

二十二、膀胱癌护理

【术前护理】

1. **尿液的观察** 观察尿液颜色、性状、尿量、有无排尿困难及尿潴留；有血尿的患者应观察血尿的程度；观察有无尿频、尿急、尿痛等膀胱刺激症状。

2. **改善患者营养状况** 评估患者贫血及营养不足的程度，鼓励进食高蛋白质、富含维生素、易消化饮食，必要时给予输血治疗。纠正贫血，补充蛋白质，提高机体抗感染和组织修复能力。

3. **肠道准备** 手术中应用肠段代替膀胱，良好的肠道准备是手术成功的前提条件。因此，需严格按照普外科肠道准备的要求进行。肠道准备过程中，嘱患者大量饮水，每日3000 mL左右，注意观察患者排便情况，如大便颜色、排便效果等，经常询问患者有无头晕、乏力，预防脱水发生，保证患者安全。

4. 皮肤准备 拟做双侧输尿管皮肤造口术的患者，术前彻底清洁腹壁皮肤，防止感染。

5. 心理护理 了解患者心里所想，对症护理。尿流改道给患者带来许多不便，向患者讲明手术的必要性及术后自我护理的方法，加强护患间的沟通，解除思想顾虑，接受现实。

【术后护理】

1. 监测生命体征 每 $0.5 \sim 1$ h 测血压、脉搏 1 次，血压平稳后改为每 2 h 测 1 次。

2. 体位 患者术后麻醉清醒可取半卧位，膀胱全切除术后卧床 $8 \sim 10$ 日，避免引流管脱落引起尿漏。

3. 妥善固定引流管 术后引流管较多，通常留置胃管，左、右输尿管支架管，左、右耻骨后（或盆腔）引流管，肛管（或回肠代膀胱）引流各一根。应分别标明，避免混淆。翻身活动时，防止滑脱。保持各管通畅，观察左、右输尿管支架管尿液是否均衡，特别注意尿量少的一侧，如发生堵塞及时通知医生，给予冲洗。严格记录各引流量。

4. 饮食 根治性肾切除术、膀胱部分切除和膀胱全切双输尿管皮肤造口术后，待肛门排气，进富含维生素及营养丰富的饮食。回肠膀胱术、可控膀胱术后按肠吻合术后禁食，禁食期间给予静脉营养。经尿道膀胱肿瘤电切除术后 6 h，可正常进食。多饮水可起到内冲洗作用。

5. 代膀胱引流管的护理 如为回肠代膀胱，可能因肠道分泌黏液而堵塞，巡视患者时经常挤压管道，保持通畅。必要时遵医嘱用 0.9% NaCl 溶液或 5% $NaHCO_3$ 溶液间断冲洗，防止堵塞，碱化尿液，预防高氯性酸中毒；如为直肠代膀胱，应保持肛周皮肤清洁，防止破溃，拔除肛管后，仍要及时记录肛门排出量。

6. 预防感染 协助按压伤口，鼓励患者咳痰，预防肺部感染；督促患者床上活动，促进早日排气，预防肠梗阻；同时应用抗生素防治感染。

7. 心理护理 对于尿道改道的患者，应做好患者的心理护理，引导患者正视造瘘口，指导患者逐渐自我护理，消除焦虑、沮丧情绪。

8. 健康指导 直肠代膀胱患者，应养成定时排尿的习惯，如每小时排尿一次，逐渐至每 2 h 一次，不宜间隔时间太长。因直肠不及膀胱敏感，久之易发生高氯性酸中毒，也可造成直肠内粪便逆行感染，影响肾功能；回肠代膀胱术行皮肤造口者，要保持局部皮肤清洁干燥，教会如何使用尿袋，尿袋最好为一次性，防止感染；术后 1 个月复查，拟定下一步治疗。

二十三、前列腺增生症护理

【术前护理】

1. 预防泌尿系感染 鼓励患者多饮水，注意个人卫生，勤换衣裤。多数患者因尿频、排尿困难而害怕喝水，向患者讲明饮水的意义，并注意记录患者排尿情况。若出现排尿困难，膀胱区憋胀，有尿不能完全排出时，通知医生给予留置尿管或膀胱造口术，同时口服抗生素。

2. 引流尿液残余 尿量多或有尿潴留致肾功能不良者，应留置导尿持续引流，改善膀胱逼尿肌和肾功能。

3. 了解患者心肺功能 患者多为老年人，防止心脏意外。

4. 了解患者排便情况 对习惯性便秘的患者可口服缓泻药物，保持大便通畅。

5. 配合手术治疗 口服雌激素，使前列腺腺体缩小变硬，减轻充血，有利于手术。

【术后护理】

1. 观察出血情况 术后给予持续膀胱冲洗。护士应密切观察尿管引流液的颜色，冲洗速度依尿管引流液的颜色而调节；变为尿色，可遵医嘱停止冲洗。如为鲜红色，混有泡沫提示有手术创面大量渗血的可能，立即通知医生，重新固定尿管，拉直尿管紧贴于股根侧，用宽胶布粘牢，患者该侧下肢尽量平伸，达到牵拉止血作用，同时调快冲洗速度，保持尿管通畅，避免血块堵塞。当创面大量渗血时，出现血压下降，脉搏增快时，应保持静脉通路通畅，给予止血和输血治疗，必要时手术止血。

2. 膀胱冲洗的护理 术后用生理盐水持续冲洗膀胱3~7日。

（1）冲洗速度 可根据尿色而定，色深则快、色浅则慢。前列腺切除术后都有肉眼血尿，随着时间的延长血尿颜色逐渐变浅，若血尿色变深红或逐渐加深，说明有活动性出血，应及时通知医生处理。

（2）确保冲洗管道通畅 若引流不畅应及时施行高压冲洗抽吸血块，以免造成充盈、膀胱痉挛而加重出血。

（3）观察冲洗液有无外渗 术后除观察尿液颜色外，还要密切观察有无腹部膨隆。如患者出现腹部张力增加，烦躁不安，叩诊为浊音，提示有前列腺包膜受损的可能，及时通知医生，停止冲洗或手术放置耻骨后引流管，防止大量冲洗液被机体吸收，造成水中毒。

（4）准确记录冲洗量和排出量 尿量＝排出量－冲洗量。

3. 饮食　术后第 1 日，进半流食，以易消化食物为宜，多吃水果、蔬菜，并嘱患者大量饮水，3000 mL/d 左右，使尿液排出增加，起到自然冲洗的目的，也可防止便秘的发生。

4. 预防静脉血栓的发生　鼓励患者适当活动，防止下肢静脉血栓及肺栓塞的发生。卧床期间，指导患者侧身活动，下肢屈腿运动。停止膀胱冲洗后，协助患者离床活动，注意观察患者有无呼吸困难等肺栓塞症状。

5. 膀胱痉挛的护理　部分患者手术后可引起膀胱痉挛，表现为膀胱区明显压痛，冲洗可自行停止或速度减慢，尿管暂无液体溢出或出血加重。此时，遵医嘱给予奥宁 5 mg 或渡洛捷 200 mg 口服，也可放出导尿管气囊内的部分液体，均能减轻患者症状。膀胱痉挛一旦发生，要注意尿道口有无溢血、溢液。

6. 防止继发出血　腹压增高是导致继发出血的主要原因。手术后粪便干燥、咳嗽等均可导致腹压增高，应积极防治。除饮食指导外，还要倾听患者主诉，必要时可用缓泻剂或提前服用缓泻药，保持排便通畅。患者有咳嗽等症状时，应及时对症处理，如复方氯化铵甘草口服液 10 mL 口服，每日 4 次，嘱患者服药后 30 min 内不要喝水。

7. 尿失禁患者的护理　拔尿管后，患者发生一过性尿失禁，一般几日至 1 个月可自行恢复，向患者及其家属解释清楚，减轻思想顾虑。个别患者尿失禁时间比较长，可指导患者进行自主收缩肛门的训练，并配合药物治疗，一般在 6 个月到 1 年多恢复正常。

二十四、石膏护理

【护理要点】

1. 患肢抬高，以利于静脉血液及淋巴液的回流。

2. 注意观察石膏固定肢体的肢端血液循环，如发现皮肤发绀、发冷、肿胀、麻木或疼痛，应及时报告医生，给予处理。

3. 石膏未干时应用手掌托，禁用手捏，以免在石膏上形成凹陷，发生肢体局限性压疮。

4. 随时听取患者主诉，若主诉石膏内的某一点疼痛切不可忽视，应及时检查处理，以免发生局部坏死。

5. 用嗅觉进行观察，如有腐臭味时，说明石膏内有压疮，已形成溃疡、坏死，或石膏内伤口感染，应及时通知医生处理。

6. 石膏里面有伤口的，应观察伤口渗血情况。为明确伤口是否再继续渗血，应在石膏上沿血迹做一标记，并持续观察。有明显继续出血现象，应及时报告医生进行处理。

7. 解除局部压力，可在局部开窗。

8. 鼓励患者做石膏内的肌肉收缩运动，预防肌肉萎缩。病情允许时鼓励患者下床活动。

9. 禁止使用硬物抓挠石膏内皮肤，以防皮肤损伤。

10. 保持石膏整洁，避免污染，严重污染者应及时更换石膏。

11. 石膏拆除时可做肌肉按摩，并加强功能锻炼。

二十五、牵引护理

【护理要点】

1. 严密观察患肢的血液循环和肢体的活动情况　包括肢端皮肤的颜色、温度、桡动脉或足背动脉的搏动和指（趾）端的活动。如肢端皮肤颜色变深、温度下降、动脉搏动减弱、被动活动指（趾）引起剧痛，说明发生了血液循环障碍，应及时查明原因。如包扎过紧、牵引重量过大等需及时处理。

2. 保持有效的牵引　根据患者牵引的部位抬高床头或床尾，以保持牵引力和体重的平衡，防止发生下肢牵引时足部抵住床尾栏杆，或颅骨牵引时头部抵住床头栏杆等情况，使牵引失去作用。保持牵引锤悬空，滑车灵活，牵引绳和患肢长轴平行，牵引绳上不能放置枕头、被子等，以免影响牵引的效果。

3. 牵引时要保持患者处于正确的牵引体位　股骨颈骨折和粗隆间骨折牵引时，患肢需保持外展中立位，股骨上段骨折时患肢应尽量外展，胫腓骨下段骨折行跟骨牵引时，可将牵引绳系在牵引弓的外角，使踝关节内翻，以利于骨折复位。

4. 牵引的重量　应根据病情需要调节，不可随意增减。重量过小，不利于骨折复位和畸形矫正，重量过大可导致过度牵引，造成骨折不愈合。当牵引患者主诉患肢疼痛时，应分析原因，不能随意减轻牵引重量。

5. 骨牵引患者　要保持牵引针孔处的清洁干燥，预防感染牵引处不需盖任何敷料，每日滴70%乙醇两次。如有分泌物和痂皮，应用棉签擦去，防止痂下积脓。注意牵引针有无偏移。如有偏移，用碘酒、乙醇消毒后调至对称。

6. 预防并发症　长时间卧床的患者应预防坠积性肺炎、压疮、泌尿系感染、便秘等并发症。指导患者经常练习深呼吸、咳嗽。每2 h协助患者改变一次体位，并按摩受压部位。鼓励患者多饮水，多吃粗纤维食物。指导患者每日沿顺时针方向按摩腹部。

7. 指导患者进行功能锻炼　向患者说明功能锻炼的重要性，指导患者进行肌肉等长收缩活动及关节活动。若病情许可则练习全身性活动，如扩胸、抬起上身等。

二十六、颈椎病护理

【护理要点】

1. 保守治疗　适应于神经根型、交感型颈椎病。

2. 头部牵引　用枕颌带坐位或卧位牵引，重量 4～6 kg，每日 1～2 次，每次 20～30 mL，连续牵引 3 个月后休息 2 周。脊髓型颈椎病不宜牵引治疗，以免加重症状。

3. 理疗、按摩与牵引配合治疗　在牵引后进行，可改善局部供血，松弛肌肉痉挛，解除疼痛症状。

4. 局部制动　适用于症状较严重者。可以用颈托或支具制动。

5. 药物治疗　应用消炎镇痛药及舒筋活血药。

6. 加强颈部活动锻炼　疼痛好转后逐渐做颈部各方向活动，以增加颈部肌力。平时注意卧位的姿势和枕头的高度。

7. 与患者建立良好的护患关系　了解患者的心理变化通过讲解手术前后有关康复知识，介绍成功病例，增强患者战胜疾病的信心。

【术前护理】

1. 椎前路手术前 7～10 日，在护士的指导下进行手术体位和推拉气管的练习。方法：仰卧位，将枕头放置在肩背部，头向后仰，颈部呈过伸位，每日 2 次，每次 15 min，逐渐达到每日 2 h。推拉气管的方法：将手指四指并拢，将气管向左或右推（手术切口在右侧，气管向左推；切口在左侧，气管向右推），每日 1 次，每次 5～10 min。

2. 颈椎后路的患者因手术时采用俯卧位，应练习俯卧位及深呼吸，每日 2 次，每次 30～60 min，为手术做好准备。

3. 吸烟的患者要戒烟，因吸烟会刺激气道，使痰量增加，术后易引起肺部并发症。

4. 为了保证手术后颈部的稳定，术前一般给患者脖颈托。其材料为聚丙烯，分前后两片，用尼龙搭扣连接。

【术后护理】

1. 手术后返病室，搬动患者要保持脊柱水平位，颈部制动，颈部两侧用沙袋固定。

2. 前路手术的患者可枕薄枕，使颈部呈轻度屈曲位，以防止骨滑脱。后路手术需去枕平卧或枕一薄棉垫。

3. 协助患者有效地排痰　方法：深呼吸后第一下轻咳，然后用力咳，痰液黏稠不易咳出时可做雾化吸入。

4. 由于手术过程中对咽喉和气管的牵拉，术后可出现咽部不适、吞咽和呼吸困难。症状轻的患者一般都能自愈，有喉头水肿的患者可做雾化吸入，每日 2~3 次。

5. 前路手术术后备气管切开包，注意观察患者的呼吸频率和节律。

6. 翻身时一定要护士协助，保持头、颈和躯干在同一平面，维持颈部相对稳定。

7. 患者在颈部制动的同时应尽早进行四肢功能锻炼。每日数次地进行上肢、下肢和手的小关节活动。

8. 术后卧床 3~5 日后，佩戴颈托后可下床活动。下床的方法：先侧身坐起，逐渐将身体移至床旁，双足下垂、适应片刻，无头晕目眩感觉时再站立行走，避免长时间卧床突然站立引起直立性低血压而摔倒。

二十七、脊柱侧弯护理

【术前护理】

1. 功能锻炼 让患者做吹大气球（即让患者反复将大气球飞起，时间长短不限，感疲劳时停止）、深呼吸等呼吸训练，增加肺活量，改善肺功能。

2. 健康指导 指导患者正确有效地咳嗽，以适应手术后的需要先天性脊柱侧弯术前为明确有无先天性脊髓纵裂，采用脊髓造影检查。造影前向患者讲明检查的目的及注意事项和会出现哪些症状，以取得患者的配合。造影后患者半卧位，多饮水。

3. 悬吊牵引治疗 以自身的重力作牵引力，牵拉脊柱，增加脊柱的柔软度，利于矫正。方法：嘱患者站立，用牵引托托住其下颌向上牵引。所需重量以足跟离地（脚尖着地）5~10 cm 为宜。根据患者的耐受能力决定牵引时间。一般每次 15~20 min，每日 2 次。牵引时应有人看护，防止下颌吊带滑向后方，压迫气管而发生意外。另一种方法：患者平卧在床上，在采用下颌牵引的同时进行骨盆牵引。这种方法适用于脊柱侧弯前路松解术后，即第 2 次脊柱后路融合术之前。此时使用牵引时应注意背部凸起的皮肤，可用气圈垫起，并经常打开腹带，观察皮肤，防止压疮。下颌牵引力 3.5kg，骨盆牵引力 10~12.5kg（根据患者的体重决定牵引的重量）。牵引时床尾抬高。

4. 了解患者的双下肢感觉运动有无异常 为术后观察病情变化积累原始资料。

【术后护理】

1. 观察引流量的颜色、性质及量，如果引流量多且颜色稀薄应考虑有无硬膜破裂致脑脊液外流的可能，应及时停止负压吸引并报告医生，患者采取头低脚高卧位，防止脑脊液外流。

2. 观察双下肢的感觉、运动情况，与手术前进行对比，如有异常及时通知医生。

3. 前路松解术的患者半卧位，床头抬高30°~40°。

4. 保持胸腔引流管的效能，注意胸管的波动，观察并记录引流量。

5. 呼吸功能差的患者给予吸氧，监测血氧浓度。

6. 协助患者咳痰时，应轻拍背，用双手轻压伤口处，保护好伤口，避免因咳嗽引起伤口剧烈疼痛，产生呼吸抑制。若痰不易咳出，应用雾化吸入治疗，稀释痰液，湿化呼吸道。利于痰的咳出。

7. 轴形翻身，每2 h翻身1次。从左45°到平卧，再到右45°翻身，防止脊柱扭转。翻身时注意凸起部位的皮肤，因伤口在凸起的部位，且包裹敷料易出现压伤。可垫气圈，预防压疮的发生。

8. 术后第3日拔除尿管，女性患者也可使用尿壶解小便。必须使用便盆，应先让患者侧卧，将软枕垫于患者躯干部，放好便盆，再让患者平卧于软枕上，以保持脊柱的水平位置。

9. 术后早期卧床，可做直腿抬高练习，预防神经根水肿。术后12~14日，患者佩戴支具或石膏背心可下地站立，待适应后方可行走。

二十八、腰椎间盘突出症护理

【术前护理】

1. 患者早期采用保守治疗　可以卧硬板床，局部热敷、理疗。急性椎间盘突出的患者严格卧床3周，禁坐起和下床活动。

2. 可采用骨盆牵引治疗　重量为7~10 kg，利于髓核的回纳。牵引3周，每日1~2次，每次1~2 h。

3. 保守治疗无效并有神经根功能障碍时需手术治疗。

4. 教会患者放松技巧以缓解疼痛，必要时遵医嘱给予止痛药有效控制疼痛。

5. 加强巡视，及时满足患者的生活需求。

【术后护理】

1. 术后平卧6 h，压迫伤口止血，轴形翻身，防止脊柱扭转。

2. 观察伤口引流同脊柱侧弯术后护理。

3. 观察双下肢的感觉、活动，与术前做对比。

4. 术后 1 周卧床期间进行直腿抬高锻炼，预防神经根粘连。

5. 指导患者做腰背肌的锻炼。

（1）挺胸患者仰卧，以双肘支起胸部，使背部悬空。

（2）五点支撑法（1 周后开始）：患者仰卧，下肢屈膝屈髋，双足放置在床上，双肘支撑体侧，用头、双肘、双足、撑起全身，使背部尽量腾空离床。

（3）三点支撑法（2~3 周开始）：让患者双臂置于胸前，用头及足部撑在床上，全身腾空后伸。

（4）背伸法（"小燕飞"，5~6 周开始）：患者俯卧，抬起头，胸部离开床面，双上肢向背后伸，双膝伸直，从床上抬起双腿。即身体的两头翘起，双肩后伸，腹部为支点，形如小燕子。

（5）锻炼的方法应根据患者的病情而决定。锻炼的幅度及次数应逐渐增加，在不疲劳、无痛苦的情况下进行。

6. 单纯椎间盘切除的患者，术后 3 日即可下地佩戴支具行走。

7. 经皮穿刺腰椎间盘化学溶解术 用木瓜蛋白酶注射到椎间盘内，用药物的方法使髓核水解，治疗椎间盘突出。适用于单纯 1 个或 2 个椎间隙的椎间盘突出，直腿抬高试验及加强直腿抬高试验阳性，无神经源性损害的患者。此手术创伤小，恢复快。术后平卧24 h。注意观察患者有无变态反应，如皮疹、皮肤发痒等，预防过敏性休克。观察有无神经根刺激征，术后口服地塞米松 3 日及抗过敏药物。如患者出现腰臀部疼痛，应考虑为腰肌血肿，通知医生及时处理。如无异常，患者 3 日即可出院。

二十九、人工股骨头及全髋关节置换术护理

【术前护理】

1. 做好卫生宣教 讲明功能锻炼的重要性，锻炼股四头肌的肌力，以利于术后更快地恢复其关节功能。

2. 皮肤的准备 备皮，包括会阴部皮肤和剪趾甲。

【术后护理】

1. 患者患肢保持外展位，防止髋关节脱臼。

2. 侧方切口时，患肢抬高，保持外展中立位，防止外旋，预防关节脱位。后侧方切口时，患肢平放在床上，两腿之间加一软枕，禁止内收内旋位。为保持肢体的位置可行皮牵引或穿"丁"字鞋。

3. 翻身时为左右 45°侧翻，禁止将患者侧身至 90°。如果必须侧卧时，两腿之间应加枕头，避免内收内旋位，预防假体脱位。

4. 倾听患者主诉，评估患者伤口疼痛程度、性质、持续时间，教会患者放松的技巧，必要时遵医嘱给予止痛药。

5. 术后功能锻炼同膝关节置换术后第 1 日、第 2 日及主动锻炼部分。当下肢肌力达到三级以上时应先让患者在床旁坐，适应后扶床站立。

6. 预防血栓　术后 12 h 开始注射抗凝剂低分子肝素钙注射液。注射部位：脐周，注射时应捏起局部皮肤，将针头垂直于皮肤进行注射。因脐周皮下脂肪厚，可以维持药物的血药浓度。

7. 注意患肢的皮温、小腿的周径　如果患者出现疼痛加重，局部红肿，皮肤发热，且与对侧肢体周径不同，应考虑为静脉血栓的可能，及时通知医生，及时处理。

8. 术后 2 周扶拐下地　根据置换关节的种类决定开始负重的时间（骨水泥型 2 周，非骨水泥型 6~8 周）。使用双拐时要小心，练习时应有人在旁边，防止摔倒。

9. 健康教育　不屈曲超过 90°，如屈身捡物、坐沙发等；不内收，如不盘腿坐、侧卧时两腿间夹枕头；不负重，不要提拉重物和过早弃拐行走；扶拐行走 6 个月；1~2 个月复诊。

三十、人工膝关节置换术护理

【术前护理】

1. 加强营养，提高机体抵抗力。

2. 检查全身有无感染病灶，以确保手术的顺利进行。

3. 入院后开始练习股四头肌的肌力。即患者坐在床旁，双膝自然下垂，嘱患者做抬腿动作（或踝关节绑沙袋练习此动作），以加强股四头肌的力量。以患者的耐受力决定锻炼时间的长短。

【术后护理】

1. 患肢抬高，屈曲 15°　术前有屈曲畸形的患者，膝下不垫枕（膝关节悬空位），将软枕垫在小腿部位，靠自然重力使膝关节伸直，矫正屈曲畸形。

2. 术后第 1 日，疼痛缓解后，指导患者练习踝关节伸屈运动，减轻肿胀。

3. 术后第 2 日，开始练习股四头肌等长收缩。即将腿放在床上，膝部用力下压数五下，再重复。加强大腿的肌肉力量。

4. 术后第 3 日开始被动与主动膝关节练习。

（1）被动锻炼将患肢置于膝关节持续性被动锻炼器上，进行屈膝练习。每日 2 次，每次 1 h。从 0~30°开始逐渐增加度数，1 周之内增至 90°。练习时患者应稍有疼痛感。若无疼痛感时应增加练习度数。

（2）主动锻炼患者平卧，做直腿抬高运动。将健肢放在患肢的足下，协助患肢完成抬腿动作，抬高持续几秒后再放下，反复做，直到患肢能独立抬起。目的是锻炼股四头肌的力量，使患者尽早下地站立。

5. 术后第 5 日，协助患者将双腿移至床旁，小腿下垂，膝关节自然弯曲，靠重力作用练习膝关节屈曲度，等适应后开始练习患肢的伸直、弯曲运动。

6. 预防血栓　术后 12 h 开始注射抗凝剂低分子肝素钙注射液。注射部位：脐周。注射时应捏起局部皮肤，将针头垂直于皮肤进行注射。因脐周皮下脂肪厚，可以维持药物的血药浓度。

7. 注意患肢的皮温、小腿的周径　如果患者出现疼痛加重，局部红肿，皮肤发热，且与对侧肢体周径不同，应考虑为静脉血栓的可能，及时通知医生，及时处理。

8. 术后 7~10 日可以下地站立，练习扶物蹲起，12 日左右扶拐行走。

9. 倾听患者主诉，评估患者伤口疼痛程度、性质、持续时间，教会患者放松的技巧，必要时遵医嘱给予止痛药。

三十一、骨髓炎护理

【术前护理】

1. 加强营养，行此手术的患者多伴有感染的全身症状，如高热、体力消耗、抵抗力下降，所以应给予高蛋白、高维生素饮食。

2. 对症治疗，疼痛时口服止痛药；高热时给予物理降温或药物降温，嘱患者多饮水，严重者给予补液等全身支持治疗，增加抵抗力。

3. 静脉应用抗生素，控制感染。

4. 患肢抬高，有利于静脉回流，减轻肿胀。同时制动，减轻疼痛，预防病理性骨折。

【术后护理】

1. 患肢抬高，保持冲洗管道的畅通。

2. 冲洗液瓶上要有明显的外用标记，避免误以为静脉补液。

3. 记录冲洗的出入量，保持平衡。根据手术刮除髓腔的大小而决定冲洗液量，一般为 5000~10000 mL/d，持续 24 h 冲洗。

4. 严格执行无菌操作，每日更换冲洗管道。

5. 术后 24 h 伤口渗血较多，应较快滴入冲洗液，避免渗血凝固或脱落的坏死组织堵塞管腔。

6. 如有堵塞、渗液应及时排除，通知医生伤口换药，保持局部及患者床单的清洁、干燥。

7. 持续冲洗一般为 2~3 周，先拔除瘘管，用负压空吸 1~3 日后再拔除瘘管。

8. 炎症消退后，应积极让患者进行关节的主动和被动的功能锻炼。

三十二、上肢骨折护理

【术前护理】

1. 心理护理　青少年及儿童骨折后，因担心肩部、胸部畸形，影响美观会产生焦虑情绪。应告知患者愈后效果较好，消除其心理障碍。

2. 饮食护理　多食高蛋白、富含维生素和钙、刺激性小的食物。

3. 患肢抬高　利于静脉回流，减轻肿胀。同时制动，减轻疼痛，预防骨折移位。

4. 加强巡视　及时满足患者生活需求。

【术后护理】

1. 固定保持患肢于有效固定位。

2. 患肢抬高利于静脉回流，减轻肿胀。

3. 密切观察上肢皮肤颜色是否发白或青紫，温度是否降低，是否感觉麻木疼痛，如有上述现象，可能系绷带包扎过紧所致。

4. 术后积极功能锻炼，逐步增强肌力　功能锻炼时应防止两种倾向：①放任自流，不进行锻炼；②过于急躁，活动幅度过大，力量过猛，造成软组织损伤。练习的幅度和运动量以不引起疼痛为宜。

5. 复查时间及指征术后 1 个月、3 个月、6 个月需进行 X 线摄片复查，了解骨折愈合情况。有内固定者，于骨折完全愈合后取出。对于手法复位外固定患者，如出现下列情况须随时复查：骨折处疼痛加剧，患肢麻木疼痛，手指颜色改变，温度低于或高于正常。

三十三、下肢骨折护理

【术前护理】

1. 心理护理　老年人意外致伤，常常自责，顾虑手术效果，担忧骨折预后，易产生焦虑、恐惧心理。应给予耐心的开导，介绍骨折的特殊性及治疗方法，并给予悉心的照顾予以减轻或消除心理问题。

2. 饮食护理　饮食宜选用高蛋白、富含维生素和钙、粗纤维及果胶成分丰富的食物。品种多样，色、香、味俱全，且易消化，以适合于老年骨折患者。

3. 体位护理　包括：①必须向患者及其家属说明保持正确体位是治疗骨折的重要措施之一，以取得配合；②股骨颈骨折患者需协助维持患肢于外展中立位；患肢置于软枕或布朗架上，行牵引维持之，并穿防旋鞋。忌外旋、内收，以免重复受伤机制而加重骨折移位。在调整引、松开皮套检查足跟及内外踝等部位有无压疮时，或去手术室的途中，均应妥善牵拉以固定肢体。

4. 严格备皮　切口局部皮肤有炎症、破损需治愈后再手术；配合医生对患者进行全身检查并积极治疗糖尿病及牙龈炎、气管炎等并发症。

5. 加强巡视　及时满足患者生活需求。

【术后护理】

1. 体位　股骨颈骨折患者行假体置换术后，肢体仍为外展中立位，其他下肢手术通常需患肢抬高，利于静脉回流，减轻肿胀。

2. 活动时间　下肢骨折患者坐起、下地、负重时间均根据各类手术有特殊要求，常需复查 X 线片，酌情由轻到重负重行走。

3. 密切观察病情

（1）出血性截骨、植骨、人工假体置换术后，由于手术创面大，且需切除部分骨质，老年人血管脆性增加、凝血功能低下，易致切口渗血，应严密观察局部和全身情况。①了解术中情况，尤其是出血量。②术后 24 h 内患肢局部制动，以免加重出血；严密观察切口出血量（尤其是术后 6 h 内），注意切口敷料有无渗血迹象及引流液的颜色、量，确保引流管不受压、不扭曲，以防积血残留在关节内。

（2）切口感染多发生于术后早期，少数于术后数年发生深部感染，后果严重，甚至需取出置换的假体，因此要高度重视。①术后充分引流：常用负压吸引，其目的在于引流关节内残留的渗血、渗液，以免局部血液淤滞，引起感染。②识别感染迹象：关节置换术后患者体温变化的曲线可呈"双峰"特征，即在术后 1~3 日为第 1 高峰，平均 38.0 ℃；此后体温逐渐下降，术后 5 日达最低，平均 37.0 ℃；此后体温又逐渐升高，术后 8~10 日为第 2 高峰，平均 37.5 ℃。初步认为造成此现象的原因是吸收热（手术伤口的组织分解产物，如血液、组织液、渗出液等被吸收而引起的发热）和异物热（金属假体、骨水泥、聚乙烯等磨损碎屑等异物引起的发热）。当体温出现"双峰"特征时，给予解释，避免患者焦虑和自己滥用抗生素。

（3）血栓形成包括肺栓塞、静脉栓塞、动脉栓塞。肺栓塞常发生于人工关节术中或术后 24 h 内，虽然少见，但来势凶猛，是由于手术中髓内压骤升，导致脂肪滴进入静脉所致；静脉栓塞，尤其颈深静脉栓塞，人工关节置换术后的发生率较高；动脉栓塞的可能性较小。血栓重在预防：①穿高弹袜（长度从足部到大腿根部）。②遵医嘱预防性使用抗凝剂。③严密观察生命体征、意识状态和皮肤黏膜情况，警惕肺栓塞形成。④经常观察术肢血液循环、感觉运动状况。当肢体疼痛，进行性加重，被动牵拉指（趾）可引起疼痛，严重时肢体坏死，为动脉栓塞；肢体明显肿胀，严重时肢端坏死则为静脉栓塞。

4. 功能锻炼　主要为患肢肌力训练和步行训练。练习的幅度和运动量以不引起疼痛为宜。

5. 心理护理　倾听患者主诉，评估患者伤口疼痛程度、性质、持续时间，教会患者放松的技巧，必要时遵医嘱给予止痛药。

三十四、颅脑损伤护理

【术前护理】

1. 病情观察　严密观察患者生命体征及意识、瞳孔、肢体活动情况，及时判断患者是否出现脑疝。

2. 迅速建立静脉通路，对脑疝患者立即静脉快速滴注脱水药。

3. 积极做好患者的各项术前准备。

4. 保持呼吸道通畅　应采取侧卧位或半卧位，头偏向一侧，以利于呼吸道分泌物排出，防止呕吐物误吸引起窒息。舌后坠时应放置导气管，必要时行气管切开术。

5. 有脑脊液耳漏者，患侧卧位，防止脑脊液逆流造成颅内感染。

6. 预防颅内感染　开放性颅脑损伤应及时清查和常规应用抗生素。有脑脊液漏、鼻漏者要注意保持耳、鼻孔及口腔的清洁，避免挖鼻孔、打喷嚏或咳嗽，严禁填塞或用水冲洗耳、鼻以及经鼻吸痰和插胃管，以免引起逆行感染。

【术后护理】

1. 卧位　术后均应抬高床头 15°～30°，以利于静脉回流，减轻脑水肿。

2. 生命体征的观察　定时监测意识、瞳孔、呼吸、血压等，做好记录。

3. 高热护理 感染或脑损伤均会引起高热，应查明原因。可采用药物及物理降温两种方法。对中枢性高热多以物理降温为主，如乙醇擦浴、冰袋物理降温、冰水洗胃或应用冰毯。必要时行低温冬眠疗法。

4. 预防并发症 对于昏迷的患者要定时拍背排痰，清理呼吸道，预防坠积性肺炎；按时给予翻身，保持床单清洁干燥，每日按摩骨突部位，做好皮肤护理，防止压疮发生；躁动患者谨慎使用镇静剂，设专人守护，适当约束，防止坠床及意外发生。

5. 冬眠的护理 冬眠疗法是采用冬眠药物和物理降温的方法使机体处于低温状态。以达到镇静、安眠、降低脑组织新陈代谢、提高脑组织对缺氧的耐受力，以保护受伤脑组织，减轻脑水肿。常用药物有哌替啶 50 mg、异丙嗪 25 mg、氯丙嗪 25 mg。待自主神经受到充分阻滞，机体御寒反应消除，患者进入昏睡状态后，再加用物理降温措施。降温以肛温 32~34 ℃ 为宜，冬眠时间一般为 3~5 日。停止冬眠治疗时，应首先停止物理降温，再停止冬眠药物。

6. 营养支持 颅脑外伤或术后应采用静脉输液补充热量，日输液总量一般不宜超过 1500 mL，以防止脑水肿的发生或发展。以后可根据患者的意识状态和胃肠功能改为流食或鼻饲饮食。

三十五、颅内肿瘤护理

【术前护理】

1. 严密观察病情变化，包括意识、瞳孔、生命体征的变化。

2. 颅内压增高的护理在颅内占位的基础上，严重者可由于呼吸道梗阻、剧烈咳嗽、用力排便等，导致颅内压骤然增高而发生脑疝。因此，患者应注意保暖，预防感冒；适当应用缓泻剂，保持大便通畅。同时还应采取其他措施降低颅内压。

（1）使用脱水剂以减轻脑水肿。

（2）床头抬高 15°~30°，以利颅内静脉回流，减轻脑水肿。

（3）充分给氧改善脑缺氧，使脑血管收缩，降低脑血流量。

（4）控制液体摄入量 1000~2000 mL/d。

（5）高热者立即降温，防止机体代谢增高，加重脑缺氧。

3. 注意保护患者 对出现神经系统症状的患者应视具体情况加以保护，如防止健忘患者走失；督促癫痫患者按时服药；运动障碍患者应卧床休息；躁动患者给予适当约束，放置床挡，防止坠床、摔伤和自伤。

【术后护理】

1. 卧位　一般患者清醒后抬高床头 15°~30°，以利静脉回流，减轻脑水肿，降低颅内压。

2. 病情观察　严密观察生命体征及肢体活动，特别是意识及瞳孔的变化。

3. 保持出入量平衡　术后静脉补液时，注意应控制液体的入量在 1000~2000 mL。

4. 脑室引流的护理

（1）妥善固定脑室引流袋的位置，避免牵拉。

（2）观察引流液的性质、颜色和量的变化。

（3）倾倒引流液时应严格无菌操作。

（4）保持引流管通畅：勿受压、扭曲、打折。

（5）脑室引流 3~7 日拔除，拔除后应观察患者有无颅压升高现象。

5. 应用甘露醇注意事项

（1）使用甘露醇前后先测患者血压，如患者低血压慎用。

（2）确定针头在血管内后再输入，防止输到皮下引起皮下组织坏死。

（3）保证甘露醇在 20~30 min 内滴入体内。

（4）甘露醇中如有结晶不可输入。

（5）不能与其他药物同时使用。

6. 骨窗的护理　胶质瘤术后为了起到减压的作用，一般将患者颅骨骨瓣去除或游离，成为骨窗或游离骨瓣。因此，脑组织易受伤，应加强保护。通过骨窗还可直接观察到颅内压变化情况。

7. 功能锻炼　术后患者常有偏瘫或失语，要加强患者肢体功能锻炼和语言训练。

三十六、垂体腺瘤护理

【术前护理】

1. 预防术后伤口感染　经蝶窦垂体腺瘤切除术患者，术前 3 日常规使用抗生素，复方硼砂含漱液，用氯霉素滴眼液及新麻滴鼻液滴鼻，每日 4 次，每次 2~3 滴，滴药时采用平卧仰头位，使药液充分进入鼻腔。

2. 皮肤准备　经蝶窦手术患者需剪鼻毛，应动作轻稳，防止损伤鼻黏膜而致鼻腔感染。观察有无口鼻疾患，如牙龈炎、鼻腔疖肿等。

3. 物品准备　如橘子、香蕉等含钾、钠高的食物。

4. 术前宣教 向患者讲解有关注意事项，消除恐惧以取得配合。

【术后护理】

1. 生命体征的监测 麻醉清醒前后应定时测量生命体征，特别注意观察瞳孔的对光反射是否恢复。

2. 卧位 有脑脊液鼻漏应去枕平卧 7~14 日。无脑脊液鼻漏应抬高床头 15°~30°。拔除鼻腔纱条后取半卧位。

3. 吸氧 因患者鼻腔填塞纱条，将吸氧管放在口腔中，及时吸除口腔内渗血、渗液，维持呼吸道通畅。

4. 伤口护理 如无脑脊液鼻漏者，术后 3 日左右拔除鼻腔引流条，用氯霉素滴眼液及新麻滴鼻液滴鼻，每日 4 次，每次 2~3 滴，防止感染。如有鼻漏，术后 5 日左右拔除鼻腔引流条。拔除鼻腔引流条后勿用棉球或纱布堵塞鼻腔。

5. 口腔护理 行经口鼻蝶窦垂体瘤切除术的患者因口腔内有伤口，应每日做口腔护理，保持口腔内的清洁。由于术后用纱条填塞鼻腔止血，患者只能张口呼吸，易造成口腔干燥，此时应用湿纱布盖于口唇外，保持口腔湿润，减轻不适。

6. 术后并发症的护理

（1）颅内出血 常在术后 24 h 内发生。患者出现意识障碍、瞳孔及生命体征变化、视物不清、视野缺损等提示有颅内出血可能，应及时通知医生。

（2）尿崩症 由于手术对神经垂体及垂体柄的影响，术后一过性尿崩发生率较高，需监测每小时尿量，准确记录出入量，定时监测电解质情况，合理静脉补液，保持出入水量平衡。

（3）脑脊液鼻漏 由鞍膈损伤所致。脑脊液鼻漏常发生于术后 3~7 日，尤其是拔除鼻腔填塞纱条后，观察患者鼻腔中有无清亮液体流出。因脑脊液含有葡萄糖，可用尿糖试纸检测，如呈阳性则提示有脑脊液鼻漏。此时患者应绝对卧床，去枕平卧 7~14 日。禁止用棉球、纱条、卫生纸填塞鼻腔，以防逆行感染。

（4）垂体功能低下 由于机体不适应激素的变化而引起，常发生于术后 3~5 日。患者可出现头晕、恶心、呕吐、血压下降等症状。此时应先查血钾浓度，与低钾血症相鉴别。一般用 5% 葡萄糖溶液 500 mL+氢化可的松 100 mg 静脉滴注后可缓解。

三十七、颅内动脉瘤护理

【术前护理】

1. 一旦确诊，要绝对卧床，避免一切外来的刺激。

2. 避免可能导致颅内压升高的各种诱因。躁动不安需给予镇静剂。尿失禁的患者，应给予留置导尿。

3. 合理饮食，勿食用易导致便秘的食物；必要时给予缓泻剂，保持大便通畅，需要灌肠时应注意低压灌肠。患者不可以用力打喷嚏或咳嗽。

4. 随时观察生命体征及意识变化，及早发现出血情况，尽早采取相应的治疗措施。

5. 患者头痛常为持续性剧痛，应遵医嘱常规予以镇静治疗，必要时给予镇痛治疗，同时注意暗化病室，保持安静，限制探视，使患者处于平静状态，避免因头痛引起血压波动而造成动脉瘤破裂。

【术后护理】

1. 监测患者生命体征，特别是意识、瞳孔的变化，尽量使血压维持在一个稳定水平。

2. 清醒患者床头抬高 30° 利于减轻脑水肿。

3. 持续低流量给氧，保持脑细胞的供氧。同时，观察肢体活动及感觉情况，与术前对比有无改变。

4. 遵医嘱给予甘露醇减轻脑水肿，泵入尼莫地平以减轻脑血管痉挛。

5. 保持引流通畅，观察引流液的色、量及性质，如短时间内出血过多，应通知医生及时处理。

6. 保持呼吸道通畅，防止肺部感染及压疮的发生。

7. 手术恢复期应多进食高蛋白食物，加强营养，以增强机体的抵抗力。

8. 准确记录出入量，保证出入量平衡。

三十八、颅内动静脉畸形护理

【术前护理】

1. 要绝对卧床并避免情绪激动，防止畸形血管破裂出血。

2. 监测生命体征，注意瞳孔变化，若双侧瞳孔不等大则表明有血管破裂出血的可能。

3. 排泄的管理，向患者宣教合理饮食，多食富含纤维素的食物，如水果、蔬菜等，以防止便秘。观察患者每日大便情况，必要时可给予开塞露或缓泻剂。

4. 注意天气冷暖变化，以防感冒后用力打喷嚏或咳嗽诱发畸形血管破裂出血。

5. 危重患者应做好术前准备，如剃头。若有出血可急诊手术。

【术后护理】

1. 监测患者生命体征，尤其注意血压变化，如有异常应立即通知医生。

2. 持续低流量氧气吸入，并观察肢体活动及感觉情况。

3. 如有引流，应保持引流通畅，并观察引流量、色及性质变化。若短时间内引流大量血性物质，应及时通知医生。

4. 长期卧床、活动量较少的患者应注意肺部情况，及时给予拍背，促进有效咳痰。术后应鼓励患者进食高蛋白质食物，以增加组织的修复能力，保证机体营养供给。

5. 清醒患者保持头高位（床头抬高 80°），以利血液回流，减轻脑水肿。

6. 准确记录出入量，以保证出入量平衡。

三十九、椎管内肿瘤护理

【术前护理】

1. 皮肤护理：预防压疮，肢体瘫痪的患者足跟用软枕垫起，防止压疮。每 2 h 翻身 1 次，同时注意按摩骨突出处，侧卧时背部垫软枕。

2. 注意安全：患者有不同程度的肢体运动障碍或感觉异常，应卧床休息，防止跌倒。

3. 大小便护理：尿失禁的患者应留置导尿管，便秘的患者可给予缓泻剂，尿、便失禁的患者应及时清洗臀部和更换被服，并保持会阴部清洁。

4. 严格掌握热水袋、冰袋使用指征，防止烫伤、冻伤。

【术后护理】

1. 病情观察

（1）监测生命体征变化。高颈段肿瘤者，特别要注意呼吸情况。因术中牵拉，易造成脊髓水肿，影响呼吸。必要时，可备气管插管、气管切开包、呼吸机等。

（2）观察引流管内液体的颜色及引流量，保持引流管的通畅，勿打折、脱出。

（3）注意伤口有无渗血。

2. 卧位　平卧或侧卧位，高颈段手术患者因有寰椎减压，应用马蹄枕或沙袋固定头部，2 h 翻身 1 次，采取轴线翻身，即翻身时保证头、颈、脊柱呈一条直线。

3. 大小便护理　马尾部肿瘤患者常伴有直肠膀胱括约肌功能障碍，术后应留置导尿管，1 周后将尿管夹闭，4 h 开放 1 次，以刺激膀胱括约肌功能恢复。待夹闭导尿管膀胱内尿液充盈有排尿反射时，方可拔除导尿管。如有便秘可给予缓泻剂，并保持会阴部的清洁。

4. 皮肤护理　即每 2 h 翻身 1 次，同时应保持皮肤清洁干燥，经常按摩骨突处，以防止压疮的发生。

5. 饮食的护理　鼓励患者进食富含维生素、蛋白质、纤维素的食物。

6. 加强功能锻炼 脊髓肿瘤患者术前有不同程度的感觉运动障碍，因手术牵拉造成脊髓水肿，术后症状可能加重，且手术后卧床时间长。因此，应协助并指导患者进行功能锻炼，按摩四肢，保持肢体功能位，防止肌肉萎缩，促进早日康复。卧床 2 周后，根据患者病情可下床行动，要有专人保护，防止跌倒。根据身体情况逐渐增加活动量，促进康复。

四十、先天性枕骨大孔区畸形护理

【术前护理】

1. 加强保护，防止外伤 枕大孔区畸形患者常有共济失调、走路不稳、手脚无力及麻痹、痉挛等症状。故患者应卧床休息，减少运动，防止跌倒而加重病情。因感觉减退，应防止烫伤。

2. 观察呼吸情况 枕大孔区畸形患者常伴有小脑扁桃体疝，会出现呼吸困难，手术后症状可立即改善。

【术后护理】

1. 卧位 平卧或侧卧位，用马蹄形沙袋固定头部。头部不可随意扭动，翻身时要首先翻身，以免压迫延髓，危及生命。

2. 监测生命体征 特别是呼吸变化。床旁备好气管切开包，当患者出现呼吸困难、口唇发绀及呼吸不规则时，应立即吸氧并报告医生，做好气管切开术的准备工作。

3. 脱水药物的使用 为防止脑干和颈部上段脊髓水肿，影响呼吸，需静脉快速滴注20%甘露醇注射液 250 mL，6~8 h 一次。

4. 预防并发症 做好基础护理患者痰多时应鼓励患者主动咳痰，如黏稠不易咳出时可做雾化吸入或经鼻腔吸痰，以免发生肺炎。枕部放置海绵垫，翻身时必须保持轴线翻身，防止压疮。

5. 功能锻炼 部分患者术前已出现肢体感觉、运动障碍，术后又需卧床 2 周，易发生肌无力和肌萎缩。护士应协助患者进行功能锻炼，按摩肢体肌肉，维持肢体功能位，防止肌肉萎缩。2 周后患者可以下床活动，颈部以颈托固定，并有专人扶持，防止跌倒。活动要适量，循序渐进。

四十一、脑缺血性疾病护理

【术前护理】

1. 控制血压 高血压常使动脉粥样硬化的发展加速加重，造成脑组织供血不足，引起局部脑组织坏死，导致一系列的临床症状。应保持血压平稳，勿忽高忽低。指导患者按时服用降压药，保持情绪稳定。

2. 扩张血管及降低血液黏稠度　应用血管扩张剂、低分子葡萄糖酐。但应注意如血压下降或原有症状加重，应及时停药。

3. 抗凝治疗　对于有血小板异常的患者可口服阿司匹林等药物。同时，注意有无出血倾向，定期查 PT+APTT。

【术后护理】

1. 病情观察　术后 24 h 内要严密观察生命体征的变化和神经功能状态，尤其注意血压的变化。术后血压应控制在正常或稍偏高的范围内。根据血压变化及时调整药物和输液速度。要预防由于血压过高引起的颅内出血或脑水肿。

2. 手术区域的观察　保持伤口引流通畅，注意伤口处渗血情况及有无血肿，床旁备气管切开包。如有血肿压迫呼吸道，应立即拆线以清除血肿，必要时行气管切开。不应过多给予镇痛剂，以免抑制呼吸。严密观察血氧饱和度，发现异常及时处理。

3. 抗凝治疗和护理　为防止术后血栓形成，常于静脉或皮下给予抗凝药物，平稳后改为口服抗凝药物。应定期抽血检测凝血酶原时间和活动度。注意观察患者皮肤、黏膜、牙龈有无出血点及瘀斑，穿刺部位有无出血，观察尿、便颜色并经常留取标本送检。观察意识、瞳孔及肢体活动情况以了解有无脑出血的发生。备好鱼精蛋白锌，如肝素过量可立即用药中和肝素。

4. 心理护理　术后出现肢体瘫痪、活动障碍或生活不能自理的患者，顾虑多且思想负担重。护理人员应随时了解患者的心理活动，减轻患者的心理负担。让患者及其家属了解肢体锻炼的重要性。指导患者做肢体活动，取得患者的配合，使疾病早日康复。

5. 出院指导

（1）遵医嘱按时服用抗凝药，定期复查凝血酶原时间和活动度。注意观察有无出血倾向。

（2）遵医嘱按时服用药物，保持血压稳定，每日测量并记录。

（3）禁止饮酒、吸烟。

（4）养成良好的饮食习惯和生活规律，膳食摄入平衡，避免高脂肪食物的摄入。

（5）定期门诊复查，如有不适，及时到医院就诊。

四十二、布-加综合征护理

【术前护理】

1. 心功能不良的患者，应尽量减少活动，以免增加心脏负担。

2. 指导患者学会做深呼吸运动，以减少术后呼吸道并发症。

3. 保证营养供给，对营养不良的患者，特别是低蛋白血症患者，应给予静脉营养治疗。

4. 对有下肢肿胀者，应用软枕抬高患肢，以利于下肢的回流，减轻肿胀。

5. 指导患者食用少渣饮食，以免引起胃底静脉破裂出血。

6. 有腹水患者注意腹围变化，每天测量腹围的数值并准确记录，手术后也要注意腹围的变化。

7. 对于营养状况差，同时活动受限的患者，要做好皮肤的护理，防止压疮的发生。

【术后护理】

1. 严密监测生命体征变化，记录 24 h 出入量，必要时记录每小时尿量，监测中心静脉压，以指导静脉输液的入量。如患者出现心力衰竭症状应立即通知医生，积极治疗和护理。

2. 开胸手术应取半卧位，持续氧气吸入，并做好胸腔闭式引流的护理。注意引流液的颜色、量及性质的变化，准确记录。倾倒引流时，必须先行夹闭引流管，以免引起肺不张。

3. 开胸腹手术后应用胸带和腹带保护伤口，松紧适宜，以免伤口裂开或影响呼吸。

4. 做好肺部的护理，定时给予雾化吸入和呼吸治疗，协助患者有效排痰，必要时吸痰。预防肺部感染的发生。

5. 积极给予静脉营养支持，监测患者的水、电解质和酸碱平衡，监测肝、肾功能，必要时给予人血清白蛋白纠正低蛋白血症。

6. 意识观察。注意患者的意识情况，有无嗜睡、谵妄及行为改变等肝性脑病症状出现。

7. 消化道出血的监测。观察患者血压变化，是否出现呕血、黑便。

8. 引流管的护理。保持引流管通畅，准确记录引流量及尿量，观察引流量及尿的颜色、性质及量，注意有无术后出血及预防肾衰竭。

9. 生活护理。患者卧床期间护士应经常巡视，做好生活护理，满足患者基本生活需要。

10. 卧床的患者，特别是营养差、低蛋白的患者，要注意定时翻身做好生活护理，防止压疮的发生。

11. 对于有腹水的患者要监测其腹围的变化并严格记录。

12. 并发症的观察和护理。可能出现的并发症有心功能不全、腹水或乳糜腹、血胸、肝性脑病、纵隔积水、肺脓肿、乳糜胸等。严密观察病情变化，如有并发症的征兆和症状要及时通知医生，给予积极的对症处理。

13. 遵医嘱应用抗凝药物，注意观察患者有无出血症状和出凝血时间的变化，根据医嘱调整抗凝药物的用量，防止出血或血栓。

14. 严密观察患者有无肺栓塞的发生，积极预防和治疗。

四十三、深静脉血栓护理

【术前护理】

1. 严格卧床休息，避免在床上活动时动作过大，禁止按摩患肢，以防血栓脱落，造成肺栓塞。一定要向患者讲明限制活动的重要性，严格执行。

2. 抬高患肢，以促进静脉回流，防止下肢水肿加重。

3. 在使用抗凝剂（肝素）期间应监测出凝血时间，避免因用量过大而引起出血。

4. 卧床患者要做好生活护理，满足患者的生活需要。

5. 每天测量患肢的腿围，严格记录。

6. 疼痛的患者给予对症的治疗。

【术后护理】

1. 行下腔静脉置换术、进行溶栓的患者，经静脉使用抗凝、溶栓药物时，最好选择患肢远端的静脉，使局部血管内药物浓度升高，达到好的溶栓效果。如左下肢深静脉血栓进行溶栓时，应在左足建立静脉通路给药。

2. 防止肺栓塞的发生。监测患者的生命体征变化，如果患者出现憋气、胸痛、呼吸困难、血压下降，应高度警惕肺栓塞的可能，立刻高浓度吸氧，同时避免深呼吸、咳嗽、剧烈翻动。及时通知医生，积极进行抢救。

3. 卧床，抬高患肢，以利于静脉回流。在行下腔静脉滤器置入术后，鼓励患者卧床时多做足背的弓伸展运动以逐渐增加活动量，促进下肢深静脉再通和建立侧支循环。

4. 进食低脂、富含维生素的食物；保持大便通畅，以减少因用力排便，引起腹压增高，影响下肢静脉回流。

5. 继续给予抗凝溶栓治疗，同时要观察有无出血倾向。

四十四、下肢静脉曲张护理

【术前护理】

1. 轻度下肢静脉曲张可使用弹力绷带或弹力袜，抬高患肢以缓解症状。

2. 皮肤有损伤、溃疡者应预先处理，炎症控制后再行手术。

3. 指导患者做足背的弓伸展运动，以促进下肢静脉回流，为手术做准备。

【术后护理】

1. 卧位　术后根据麻醉方式采取卧位患肢垫软枕抬高80°，以促进血液回流，预防患肢肿胀。

2. 预防深静脉血栓　术后给予患肢被动的足背弓伸展运动，患肢可以自由活动后鼓励患者自己运动。24 h 后可下床活动，以促进血液循环，预防血栓形成。当发现患肢肿胀、腓肠肌张力增高、腓肠肌压痛、霍曼征阳性（快速足背背屈引起腓肠肌疼痛）时，可做深静脉彩超检查以确诊有无深静脉血栓。轻度可予肝素 6250 U 皮下注射，间隔 12 h 注射 1 次，重者可进行溶栓治疗。

3. 预防感染　患者卧床期间及手术后行动不便时，护士应经常巡视，做好生活护理，满足患者的生活需求。

4. 健康教育　由于确诊的静脉血管壁薄弱，下肢静脉曲张有可能在侧支静脉中复发。出院后患者应做好自我保健：穿尺码合适的弹力袜；避免下肢负重，如久站或久坐等；宜经常散步，改善静脉回流。

四十五、腹主动脉瘤护理

【术前护理】

1. 严密监测并控制患者血压在正常范围内，防止血压突然升高，引起瘤体破裂，必要时给予降血压的药物。

2. 保持患者稳定情绪，防止由于情绪紧张而引起的血压升高。

3. 卧床休息，防止由于剧烈活动引起瘤体破裂。

4. 减少增加腹内压的因素，如咳嗽、打喷嚏、便秘等。

5. 注意有无内出血的发生，观察有无黑便、呕血及肠鸣音的改变。

【术后护理】

1. 严密监测患者生命体征的变化，防止出血的发生。

2. 引流管的护理　观察引流液的量、性质、颜色等，观察有无出血。记录尿量，维持出入大量的平衡，预防肾衰竭。

3. 给予有效的肺部护理　鼓励患者及时有效地排痰，预防肺部感染的发生。

4. 严格无菌操作，严防人工血管感染。

5. 注意下肢供血情况检查足背动脉的搏动，观察有无继发性血栓形成，观察下肢有无疼痛、皮肤苍白、皮温降低、感觉迟钝、运动障碍等缺血症状。

6. 行开腹人工血管置换手术的患者要用腹带包扎，保护伤口，同时减轻活动时用力而引起的疼痛。

7. 鼓励患者下地活动，注意观察患者有无肠梗阻的发生。

四十六、下肢动脉硬化闭塞症护理

【术前护理】

1. 吸烟会加重动脉硬化的程度，应指导患者戒烟。控制患者的高血压、高血糖和高血脂。

2. 鼓励患者适当有规律地进行步行锻炼，可使症状得到缓解。其方法是坚持步行直至症状出现后停止，待症状缓解后再进行锻炼，如此反复运动，每日坚持 1 h。

3. 保护患肢，防止外伤，注意保暖。但不能局部加温，如使用暖水袋、热水泡脚，以免加重组织缺氧坏死。保持局部清洁、干燥。已发生坏疽部位应保持干燥，温络合碘溶液浸泡后无菌敷料包扎。继发感染者应用抗生素治疗，并及时手术。

4. 疼痛护理 长期的剧烈疼痛，可给予适当的止痛剂。

5. 心理护理 疾病的折磨常使患者丧失治疗的信心，应鼓励患者，理解患者，用实际行动给予患者战胜疾病的动力。

6. 安全护理 此病以中、老年多见，多为 50～70 岁；多合并有全身性动脉硬化，如心、脑血管硬化闭塞性疾病，可有心肌梗死、脑梗死病史。应注意患者的病情变化，防止意外发生。

7. 对于长期座位的患者特别是较瘦弱的患者，要注意其骶尾部有无压红或压疮。

【术后护理】

1. 监测生命体征变化 包括体温、呼吸、脉搏、血压及尿量的观察。

2. 严密监测患者的意识变化和不适主诉 积极预防和治疗心、脑血管疾病的发生。

3. 患肢血循环的监测 包括皮肤的颜色、温度、动脉搏动情况、感觉状况。若皮肤苍白，温度低于对侧，足背动脉未触及，感觉麻木，应及时通知医生给予处理。

4. 体位 股动脉人工血管架桥术后患肢膝关节屈曲 10°～15°，膝及小腿下可垫一软枕，保持患者舒适。

5. 术后抗凝治疗 遵医嘱给予抗凝治疗，注意监测出凝血时间的变化，及时发现出血的症状，及时通知医生。

6. 引流管的护理　定时观察并挤压引流管保持通畅，严格观察引流液的颜色、性质和量的变化。如血性引流忽然增多，要注意出血的发生；而引流的减少或引流管不通畅，应注意血肿的发生。及时通知医生积极处理，必要时行手术治疗。

7. 预防肢体肿胀　对于缺血再灌注损伤患肢要给予垫高以利于回流，患者活动后嘱其多做足背的弓伸展运动。肿胀严重、时间长的患者可给予肢体循环仪进行治疗。注意积极预防肿胀肢体发生压疮。

8. 生活护理　患者卧床期间护士应经常巡视，做好生活护理，定期协助患者翻身，防止出现压疮，满足患者的基本生活需要。

9. 遵医嘱给予抗生素　预防人工血管的感染，密切注意患者体温的变化。

第三节　妇产科护理

一、女性生殖系统炎症护理

（一）非特异性外阴炎

【护理要点】

1. 健康宣教　保持外阴部清洁、干燥，避免穿化纤材质及过紧的内裤，宜穿纯棉内裤并每日更换。做好经期、孕期、分娩期及产褥期卫生护理。炎症期间勿饮酒、勿食用辛辣刺激性食物、勿用热水烫洗和刺激性药物或肥皂擦洗，局部严禁挠抓。

2. 病因查找　应积极协助医生寻找病因，遵医嘱进行相关检查。

3. 指导用药　指导患者正确使用药物，将剂量、使用方法向患者解释清楚。

4. 复查与就诊　遵医嘱定期复查，但治疗期间如出现新的症状应及时就诊。

5. 抗生素应用　体温升高、腹股沟淋巴结肿大且有压痛的患者，应遵医嘱使用抗生素。

（二）前庭大腺炎

【护理要点】

1. 休息　急性炎症发作时需卧床休息。

2. 注意局部清洁　可局部热敷，或用 1∶5000 高锰酸钾溶液坐浴，每日 2 次。遵医嘱使用抗生素。

3. 引流造口的护理　术前准备引流条，术后局部保持清洁，最好取半卧位利于引流。每日用 1∶40 络合碘棉球擦洗 2 次，每日更换引流条，直至伤口愈合。以后继续用 1∶5000 高锰酸钾溶液坐浴，每日 2 次。

4. 健康宣教　注意个人卫生，尤其是经期卫生；勤洗澡、勤换内裤，外阴处出现局部红、肿、热、痛时及时就诊，以免延误病情。

（三）滴虫阴道炎

【护理要点】

1. 健康宣教　注意个人卫生。患病期间应每日更换内裤，并开水煮 5～10 min 消毒，置阳光下照晒，以消灭病原体。注意洗浴用具专人使用以免交叉感染。

2. 治疗期间禁止性生活　已婚者还应检查男方是否有生殖器滴虫病，前列腺液有无滴虫。若为阳性，需同时治疗。

3. 应按医生的方案用药和治疗并按要求随诊。

4. 做好卫生宣教　积极开展普查普治工作，消灭传染源。公共洗浴、游泳等场所应严格管理制度，禁止滴虫阴道炎患者或带虫者进入游泳池。浴盆、浴巾等用具应严格消毒。医疗单位必须做好消毒隔离，防止交叉感染。

（四）念珠菌阴道炎

【治愈标准】

一般经一个疗程治疗可治愈。以后连续 2 个月经周期，经血干净后 3～7 日复查化验均为阴性，可认为治愈。

【护理要点】

1. 健康宣教　勤换内裤，用过的内裤、盆及毛巾均应用开水烫洗。注意个人卫生。讲解疾病的易感因素，强调外阴清洁的重要性，洗浴卫生用品专人使用，避免交叉感染，特别注意妊娠期卫生。避免滥用广谱抗生素，积极治疗糖尿病。

2. 用药指导　妊娠期一般不主张全身用药，局部用药也应慎重。除非极必要时，且征得患者同意可少量、短期选用对婴儿无致畸作用的药物。一般妊娠早期不予以药物治疗。

（五）子宫颈炎

【护理要点】

1. 物理治疗的护理　物理治疗应选择在月经干净后 3～7 日内进行。治疗后应告知患者阴道分泌物会增多，甚至有大量水样排液，应使用卫生垫，保持外阴清洁，以防发生感染。若已发生感染，应及时就医。治疗后应每日清洗外阴 2 次，2 个月内禁盆浴、性交和阴道冲洗，以免发生大出血和感染。同时应按要求定期检查。

2. **药物治疗护理**　药物治疗适用于糜烂面积较小和炎症浸润较浅的患者。治疗前取宫颈管分泌物做培养及药物敏感试验，根据结果选用相应的药物。向患者解释药物的用法及使用注意事项。

3. **健康宣教**　指导妇女定期进行妇科检查，发现宫颈炎症应积极治疗。治疗前应先进行宫颈刮片细胞学检查，以排除癌变可能。

二、子宫颈癌护理

【护理要点】

1. 术前护理

（1）**心理护理**　手术前评估患者的身心状况以及控制焦虑的应对能力，向患者讲解有关疾病的治疗和预防知识，讲解手术前后的注意事项，减轻患者的不安情绪。

（2）**阴道准备**　术前一日用 1∶40 的络合碘溶液行阴道冲洗 2 次，冲洗时动作轻柔，防止病变组织破溃出血。对于菜花型宫颈癌，应做好阴道大出血的抢救准备工作，备齐止血药物和填塞包，备好抢救车。需要行全子宫切除的患者，两次冲洗后宫颈处涂甲紫，起到消毒和标记的作用。

（3）**肠道准备**　行宫颈癌根治术的患者需术前 3 日开始肠道准备（内容参照本节的围术期护理）；若行子宫全切术，术前一日上午口服 50% 硫酸镁 40 mL 或术前日晚行儿甘油剂灌肠 1 次，达到清洁肠道的作用。

（4）**皮肤准备**　术前 1 日备皮，剃除手术部位汗毛和阴毛，范围从剑突下至会阴部，两侧至腋中线，彻底清洁脐部。

2. 术后护理

（1）根据手术情况按硬膜外麻醉或全麻术后护理常规，观察患者的意识，保持呼吸道的通畅，防止患者躁动而发生意外。

（2）严密监测患者的生命体征，观察阴道出血情况，保持腹部和阴道引流管的通畅，观察引流液的性状和量，及时发现腹腔内出血情况。

（3）术后导尿管要保留 7~10 日。拔除前 2 日开始训练膀胱功能，拔除尿管当天下午测残余尿量，若残余尿量超过 100 mL，则需继续保留尿管，并夹闭尿管定时开放，训练膀胱功能。

（4）患者手术后 7~10 日可开始化疗或放疗，放化疗会延迟腹部伤口愈合，因此伤口拆线要推迟，并注意观察伤口愈合情况。拆线时可先部分拆除缝合线，保留张力线，待完全愈合再将缝线全部拆除。

3. 放疗护理

（1）放疗前护理

1）心理支持：多数患者对放疗缺乏正确的认识，治疗前应简明扼要地向患者和家属介绍有关放疗的知识、治疗中可能出现的副作用及需要配合的事项。

2）放疗前要做肝、肾功能及血象检查，排空小便，会阴部备皮，用 1:5000 高锰酸钾溶液冲洗阴道 1 次，预防阴道、盆腔感染及粘连，增强放疗效果。准备好窥阴器、宫颈钳、阴道盒、宫腔管、纱布等。患者取膀胱截石位，护士协助医生放置阴道盒与宫腔管盒，将患者推入治疗间，连接好阴道盒与宫腔管盒后装治疗机。

（2）治疗中护理 通过电视机和对讲机与患者联系，观察患者情况，如出现心慌、憋气、腹痛等症状，立即停机进入机房内及时处理。

（3）放疗后护理

1）阴道护理：治疗结束后取出填塞纱布并核对数目，防止纱布留置在阴道内，观察阴道有无渗血和出血，如有出血应用无菌纱布填塞止血。如无出血，可做阴道冲洗，每日 1 次，防止阴道狭窄、粘连。

2）观察膀胱功能：注意患者每日排尿情况，如有排尿困难，超过 4 h 未解小便需导尿。应鼓励患者多饮水，24 h 内入量最好大于 8000 mL，注意补充维生素 C 和维生素 K，可遵医嘱服用消炎利尿药物预防感染。

3）注意血象变化：放疗可抑制骨髓造血功能，出现白细胞下降，严重者可出现血小板的下降。因此，放疗患者应定期进行血常规检查。注意个人卫生，避免交叉感染。如白细胞计数低于 $3 \times 10^9/L$、血小板计数低于 $50 \times 10^9/L$、血红蛋白低于 70 g/L 应暂停治疗，同时遵医嘱服用升血象的药物。

4）皮肤护理：被照射部位的皮肤经放射线的侵袭可出现皮肤反应。皮肤反应多出现在照射后 8~10 日。放射性皮肤反应一般分为干性和湿性两种。干性反应表现为皮肤瘙痒、色素沉着及脱皮，无渗出物，不会引起感染，但可产生永久性浅褐色斑。此时应给予保护性措施，用无刺激性软膏如维生素 AD 软膏或羊毛脂涂擦。湿性皮肤反应表现为照射区皮肤有湿疹、水疱，严重时可出现糜烂、破溃，因此要注意放疗区域皮肤的清洁、干燥、避免衣物摩擦。如有水疱出现可涂 2% 甲紫；已经破溃者，应根据局部情况停止放疗，局部敷以抗生素软膏。护士要随时观察患者皮肤颜色和完整性，嘱患者勿挠抓皮肤，注意皮肤的清洁、干燥，内衣及毛巾应柔软、吸湿性好，避免日晒、摩擦、热敷、粘贴胶布及使用含刺激性的肥皂和化妆品。

三、子宫肌瘤护理

【护理要点】

1. 术前指导　护士要了解患者手术前焦虑的原因及所承受的心理压力，向患者讲解生殖系统的解剖生理知识，讲解手术的方式及手术后注意事项。

2. 健康指导

（1）出院以后，休养环境要安静舒适，温度、湿度适宜，注意通风，保持空气新鲜。

（2）根据自身情况适当活动、锻炼，注意劳逸结合，逐步恢复自理能力。

（3）在恢复期要多食用富含维生素、蛋白质、纤维素的食物，如瘦肉、蛋类和新鲜的水果、蔬菜等，以尽快恢复身体机能。

（4）注意个人卫生。伤口拆线 1 周后可洗淋浴，1 周内用温水擦身。使用流动的温开水冲洗外阴，勤换内衣裤。3 个月内禁止性生活及盆浴。

（5）腹部伤口拆线 2~3 日后，把覆盖伤口的敷料或纱布揭去，以便观察伤口的情况。若伤口出现疼痛、红肿、硬结、渗血、渗液，且伴有体温升高，应及时来医院诊治。

（6）手术后 1~2 周，阴道可有少量粉红色分泌物，此为阴道残端肠线融化所致，为正常现象。若为血性分泌物，量如月经，并伴有发热，应及时到医院就诊。

（7）子宫肌瘤剔除术后的妊娠率可达 60%，多在 3 年内，因此年轻未育的患者应在 3 年内尽快受孕。

（8）不具有手术指征者，应遵医嘱随诊。

四、卵巢肿瘤护理

【护理要点】

1. 卵巢癌患者入院后，思想负担重，情绪低落。护士要耐心细致地向患者介绍病室环境，各种规章制度、主管医生和护士，增强患者的安全感和信任感，能积极配合治疗。

2. 患者做各种检查和治疗时，要向患者解释目的和注意事项，对患者提出的问题要耐心解答。

3. 患者卧床时间长，抵抗力差，易造成皮肤压伤。交接班时要查看患者全身皮肤，每 2 h 翻身 1 次，按摩骨隆突处，保持床单的整洁。预防压疮的发生。

4. 卵巢癌患者饮食宜清淡，易消化，少食多餐，根据病情和需要选择不同的饮食。

5. 卵巢癌手术护理见本节"围手术期护理"。

5. 卵巢癌术后的尿管、引流管、胃管的护理非常重要。要保持其通畅，观察其颜色、量、性质，出现异常及时报告医生，给予处理。

6. 放疗护理同宫颈癌护理中"放疗护理"。

7. 化疗护理见"妇科肿瘤患者化疗护理"。

五、妇科肿瘤化疗护理

目前的抗肿瘤药物多数缺少选择性抑制肿瘤的作用，在杀伤肿瘤细胞的同时对增殖旺盛的正常细胞，如造血细胞、胃肠黏膜细胞、毛囊皮肤组织细胞和生殖细胞等都有影响，从而在出现疗效的同时，常伴有不同程度的毒副反应。化学治疗常见的不良反应有以下几类：

1. 造血功能障碍（骨髓抑制） 造血功能障碍是化学治疗中最常见和最严重的一种不良反应，主要表现为外周血液中的白细胞及血小板计数减少，对红细胞影响较少。白细胞及血小板减少症停用化疗药物后多能自然恢复。白细胞下降期间患者机体抵抗力低下，易发生感染。血小板下降后，患者出现体软乏力、精神淡漠、反应迟钝等。严重的血小板下降患者表现为全身的出血倾向，如鼻出血、皮下淤血等。

2. 消化道反应

（1）食欲缺乏、恶心、呕吐 不同药物引起消化道反应的机制不同，有些药物是刺激中枢所致，因此用药后消化道反应出现快且症状较重。有些药物是刺激胃肠黏膜引起胃炎所致，因而消化道症状多出现在用药几日后，并且逐渐加重。停药后症状逐渐消失。

（2）腹痛、腹泻 腹痛多由于化疗药物刺激肠蠕动增加引起。腹泻则可能是由于肠黏膜溃疡引起。

3. 皮肤、黏膜的损伤 表现为口腔溃疡、皮肤干燥、色素沉着、皮疹、全身瘙痒，严重者可出现剥脱性皮炎。另外，有毛发脱落和组织坏死。

4. 肝、肾功能的损伤

（1）多数化疗药物在肝脏代谢，大剂量的化疗对肝脏均有一定的损害，主要表现为血清谷丙转氨酶增高而出现肝功损害的早期症状，严重者可出现黄疸。一般停药后可自然恢复，但恢复时间较长，因在此期间不能再行化疗，从而可能会延误治疗，使病情恶化。

（2）多数化疗药物均由肾脏排泄，大剂量应用时其代谢产物溶解性差，尤其在酸性环境中易形成沉淀物，堵塞肾小管，导致肾衰竭，如顺铂、氨甲蝶呤等。环磷酰胺以原形自肾排泄，可引起出血性膀胱炎。

5. 其他不良反应　包括脏器损伤，如心脏功能损伤；肺功能损伤；周围神经毒性，某些药物如长春新碱的应用可出现指（趾）端麻木，有针刺样感。

【护理要点】

1. 护士的培训

（1）护士应熟练掌握化疗的基础知识，了解化疗药物的作用机制、应用方法、常见不良反应的护理。

（2）护士在操作的过程中，应严格执行无菌技术操作原则和"三查七对"制度。

（3）做好化疗防护工作。护士在配药、给药时均应戴好口罩、帽子、手套，以防止化疗药物不慎接触裸露的皮肤。操作后应及时洗手。有条件的应使用生物安全柜进行化疗药物的配制。

2. 心理护理　护士应耐心倾听，了解患者的心理反应，给予正确的疏导。向患者介绍化疗的效果，增强其对治疗的信心；为患者讲解化疗的相关知识，使患者对化疗有些初步了解，消除其恐惧心理，以良好的心理状态进行治疗。同时，要取得患者家属的配合，共同帮助患者顺利渡过化疗期。

3. 为患者测量体重　化疗药物用药量大多是按体重计算的，故应准确测量体重。测量体重的方法：首先应校准磅秤，宜在清晨空腹，排空大、小便后，只穿贴身衣裤，不穿鞋，由护士为患者测量，必要时两人核对。

4. 化疗不良反应的护理

（1）造血系统反应的护理

1）白细胞减少的护理：

①保持环境的清洁，建立严格的消毒隔离制度。

②病情观察：应随时注意患者的血象变化（白细胞及分类细胞数目）。如患者的白细胞下降，每天应监测3~4次体温。若体温超过38.5 ℃时，及时通知医生，取血做细菌培养，给予降温和抗生素治疗；同时应注意观察患者易发生感染部位有无炎症反应，如患者有咽痛、咳嗽、口腔溃疡、尿急、尿痛等症状，应及时通知医生处理。

③营养支持：增加蛋白质、维生素及其他营养素的摄入，以增强机体抗病能力。同时注意饮食卫生。

④卫生指导：保持口腔的清洁，使用盐水或硼酸水漱口。嘱患者每日要清洁外阴，勤洗澡及更换内衣裤，但应注意保暖，避免感冒。

⑤在进行治疗的过程中应严格遵守无菌技术原则，避免医源性感染的发生。

⑥必要时遵医嘱给予抗生素、升白细胞药物，并注意观察用药后的反应。

2）血小板降低的护理：

①病情观察：应随时注意患者的血象变化（血小板计数）。如患者在血小板下降期，要密切注意皮肤黏膜有无出血情况，同时注意生命体征的变化，及早发现因血小板下降引起的出血，特别是隐性出血。

②根据病情，适当限制患者的活动，防止活动时因体弱无力、贫血而发生外伤及出血意外。

③嘱患者用软毛刷刷牙，不要使用牙签剔牙，防止牙龈出血。严重者有必要禁止刷牙，用盐水、硼酸水漱口或给予口腔护理。

④嘱患者改掉不良习惯，如抠鼻、咬指甲等，以预防该部位的出血。

⑤饮食指导：给予升血象治疗的同时，应改善患者的饮食，以达到食疗配合药疗的效果。可多食用红枣、花生、红豆粥、菠菜等有助于升血象的食物；忌食辛辣、坚硬粗糙的食物，防止因过强的刺激造成消化道出血；多喝水、吃新鲜水果及蔬菜，避免患者出现便秘，防止因用力排便引起肠黏膜损伤和潜在性的颅内压升高而发生脑出血。

⑥医务人员在进行各种治疗操作时应动作轻柔，尽量避免肌内、静脉注射，慎用止血带。如必须进行注射，注射后要用棉球压迫穿刺部位至无出血为止。

（2）消化道副反应的护理

1）食欲缺乏、恶心、呕吐的护理：

①心理疏导：恶心、呕吐给患者造成的心理压力很大，使患者难以坚持治疗，造成焦虑和恐惧。护士应注意观察患者的心理状态，适时安慰患者，减轻其心理压力。

②饮食指导：给患者创造良好的进食环境，以增进食欲。鼓励患者多进食清淡、易消化的食物，可少食多餐，可选用自己平常喜爱的食物。

③患者出现恶心，呕吐时，及时清理呕吐物，且协助患者漱口，更换污染衣被。保持患者周围环境的清洁整齐和空气清新。

④详细记录患者的呕吐量及次数，以利医生参考，及时补充水、电解质。

⑤遵医嘱给予镇静、止吐药物，必要时给予静脉营养输注。

2）口腔溃疡的护理：

①化疗前应了解患者口腔卫生情况，化疗过程中随时评估患者口腔黏膜情况。

②保持口腔清洁：勤用盐水或硼酸水漱口，减少细菌在口腔内生长繁殖的机会。

③口腔溃疡的护理：患者出现口腔溃疡后，应根据溃疡程度及时给予口腔护理。防止口腔溃疡感染，并促进黏膜愈合。口腔护理的具体方法：先用1%的过氧化氢溶液让患者漱口；再用长棉签蘸15%过氧化氢溶液为患者擦洗口腔黏膜溃疡处，注意动作要轻柔，尽量除去溃疡表面覆盖的腐败物质及脱落的黏膜，血小板低的患者，切忌擦破口腔黏膜，以避免出血不止；然后用生理盐水高压冲洗，将口腔内的污物冲洗干净；最后用棉棒蘸干后，将口腔溃疡散涂于溃疡处。口腔溃疡引起的疼痛严重影响患者进食、进水等，在患者进食前用0.03%的丁卡因溶液喷涂溃疡部位，以减轻疼痛。同时，鼓励患者多咀嚼、多说话，以利唾液（内含溶菌酶）的分泌。口腔溃疡患者饮食应以较清凉、质软、无刺激性食物为主，急救期的患者应给予流食。

3）腹痛、腹泻的护理：

①详细记录患者每日的大便次数，并观察其量、粪质及颜色。并且嘱患者将自身腹痛、大便次数增多的情况及时报告医务人员，以便及早采取防范、治疗措施。

②如在化疗的过程中患者出现腹泻，应立即停止化疗药的使用。及时留取大便送细菌培养。

③饮食指导：不吃不洁、生冷、油腻的食物，养成良好的饮食卫生习惯。鼓励患者多饮用酸奶等含乳酸菌类的饮料。急性期的患者宜禁食，通过输液补充肠道内损失的电解质，恢复期则可进流食。

④对疑似假膜性小肠结肠炎的患者，要及时进行床边隔离。备专用便盆，对所有污染粪便均要用石灰水搅拌20 min处理，患者的衣裤、床单等应放入专用口袋，先行消毒后再清洗，以防发生交叉感染。

⑤患者因不间断的腹痛、腹泻，无法休息，加之大剂量肠液丢失导致严重脱水、电解质紊乱，体力消耗极大，须卧床休息。

（3）皮肤、黏膜损害的护理

保护血管，防止药物外渗。护士应熟练掌握静脉穿刺技术，提高一次穿刺成功率，减少反复穿刺造成血管的损伤；有计划、合理地使用血管；使用化疗药物时，应先进行静脉穿刺成功后，再输注化疗药物。如在输注化疗药物，特别是对血管刺激性强的化疗药物时，出现外渗现象，应马上给予处理。处理方法：

1）立即停止用药。

2）局部采取封闭治疗，一方面局限药物，以免其对周围组织继续的损害，另一方面减轻患者的疼痛。封闭治疗方法：使用 0.4% 普鲁卡因（2% 普鲁卡因加 0.9% 生理盐水以1∶4 配制），应用局麻的方法在外渗表皮打起一皮丘，皮丘应覆盖或超过药物外渗范围。③给予冰袋冷敷药物外渗部位，并嘱患者局部 24 h 不可接触热物。

（4）脱发的护理

1）护士应帮助患者正确面对自身形象的改变。向其讲解化疗引起脱发的原因，并强调脱发是暂时性的，治疗结束后头发会再长出来。

2）协助患者选择假发、围巾、帽子等装饰物，以增进患者的自尊。

（5）肾功能损害的护理

1）在化疗的过程中应通过静脉给予大量液体且严格控制输液速度；同时鼓励患者多饮水，多吃一些有利尿作用的食物，如西瓜、冬瓜、黄瓜等。以保证肾脏的持续灌注，维持一定的尿量。

2）详细记录 24 h 出入量，了解出入量是否平衡及尿量，供医生参考，以及时补充水、电解质。

3）要注意观察患者有无泌尿系统症状，有无排尿困难、血尿等，出现问题应及时通知医生。

4）遵医嘱及时给予急救药。

六、围术期护理

（一）腹部手术护理

【主要护理问题】

1. 焦虑　与害怕丧失器官、手术后疼痛及对未来的不确定感有关。

2. 知识缺乏　与自身疾病和手术相关的知识有关。

3. 体液不足　与术前和手术当天饮食控制有关。

4. 睡眠形态紊乱　与环境改变及担心手术有关。

【护理要点】

1. 手术前护理

（1）心理护理　患者的手术日期及手术方式决定后，护士应深入了解患者的病情及思想状况，进行有针对性的术前宣教。应本着以诚恳、热情、耐心的态度，设法消除患者的顾虑、恐惧及其他不安的情绪。

（2）认真阅读病历　检查患者术前各项化验检查是否完备、正常，如发现问题及时与医生联系。

（3）术前一天为手术患者监测 3 次体温，并观察患者有无异常情况，如发热（体温>37.3 ℃）、上呼吸道感染、月经来潮等，应及时通知医生，及早采取相应措施。

（4）遵照医嘱认真完成各项术前准备工作，并做好相应的宣教。

（5）手术当天，病房护士应与接手术的护士认真核对患者的姓名、床号、手术方式及所携带入手术室的物品和药物，并送患者离开病房。

2. 手术后护理

（1）病室及物品的准备　手术后患者宜安置于安静舒适的病房内，以利于患者术后恢复及护理人员对患者病情的观察和发生病情变化后的抢救。将患者送出病室后，护理人员应进行床单位及护理用具的准备，如铺麻醉床，备一次性尿垫，准备血压计、听诊器、吸氧用具、吐盘等，同时，病室内应备有随时可以应用的抢救物品及药品。

（2）护理人员准备　护士应向手术或麻醉医生了解患者手术情况，如手术范围、术中出血量等，以及术后有无特殊护理要求和注意事项。护理人员同时应注意观察患者有无出血的征象，观察腹部伤口有无渗血及阴道出血情况。患者如果有引流应密切注意观察引流液的量、颜色、性质，如患者出现口唇苍白、烦躁不安、出冷汗等症状，且血压下降，脉搏快而弱，应警惕发生内出血或休克。

（3）生命体征的观察　手术后 24 h 内患者病情尚未平稳，极易出现紧急情况，护理人员要全面了解、密切观察、有的放矢地进行护理，其中生命体征的监测是非常重要的。患者返回病室后应及时测量血压、脉搏、呼吸，并做好记录，由于麻醉及手术对循环系统的抑制作用，术后血压波动，因此应每 15~30 min 监测 1 次血压、脉搏、呼吸直至平稳，必要时给予心电监护。

（4）术后止痛　疼痛可影响各器官的功能，有效地止痛不仅可以减轻患者的痛苦，而且为各种生理功能的恢复创造了条件。一般术后 24 h 内应用药物来缓解患者的痛苦。24 h

后伤口疼痛会明显减轻，此时可以采取分散患者的注意力，减少病室噪声，创造良好的环境，使患者安静休息，增加其舒适感。

（5）恶心、呕吐　由于手术中牵拉内脏及术中、术后应用麻醉药和止痛剂，患者术后会出现恶心、呕吐的问题。一般术后恶心、呕吐无须处理，让患者头偏向一侧，嘴边接好吐盘，及时清理呕吐物，保持口腔清洁，床单位整洁，待药物作用消失后症状会自行缓解。呕吐严重的患者，可以遵照医嘱给予适当的止吐药。

（6）尿管、引流管的观察与护理

1）手术后在保留导尿管的过程中要注意保持导尿管通畅，勿折、勿压。随时注意观察尿液的颜色、性质和量。如尿液为血色，应考虑是否存在输尿管及膀胱的损伤；如尿量较少，在排除导尿管阻塞后，应考虑患者有无大量不足或内出血等情况的发生。如出现此类情况，应及时报告医生及早处理。尿管通常在手术后第 1 天晨拔除。拔除尿管后，护理人员应嘱患者多饮水，及时排尿，并观察有无尿急、尿痛等泌尿系统刺激症状及尿潴留的发生，必要时重新留置导尿管。

2）留置引流管的目的是为引流出腹腔及盆腔内的冲洗液及渗血、渗液，以便观察有无内出血及减少感染的发生。引流管在留置的过程中应保持其通畅，勿压、勿折。密切观察其引流液的颜色、性质、量。若发生异常情况应及时通知医生处理。为防止引流管过程中感染的发生，护理人员每日晨需用 1∶40 的络合碘溶液为患者冲洗外阴。在更换引流袋时，应严格无菌操作。

（7）腹胀

1）术后腹胀是由于肠管暂时性麻痹而使过多气体积于肠腔不能从肛门排出造成的。手术后患者由于伤口疼痛而呻吟，吸气时空气进入消化道；同时腹部伤口疼痛使腹肌力量减弱也影响直肠排气。术后护理人员应告诉患者尽量不要呻吟、抽泣、张嘴呼吸，减少过多气体进入消化道；并鼓励、帮助患者术后早期活动，以促进肠道蠕动恢复，同时也可防止盆、腹腔粘连和下肢血栓的发生；在未排气之前不要食用豆制品、奶制品、甜食及油腻等容易产气的食品，以免增加肠道内积气，加重腹胀。

2）腹腔镜手术中人工气腹是造成患者术后腹胀的主要原因之一。因此，腹腔镜手术后，护理人员要协助患者早期下床活动，以利气体排出和吸收。但对于为防止盆腹腔粘连在手术中进行腹腔灌液的患者一定要卧床休息 24 h，以防止液体外渗到外阴，引起外阴水肿。

（8）饮食护理　一般手术后第 1 日可进半流食，术后第 2 日肠道蠕动恢复后可进普食。术后患者应多注意加强营养，增加蛋白质、维生素的摄入，促进伤口愈合。

（9）出院指导

1）休养环境安静舒适，温度、湿度适宜，注意通风，保持空气新鲜。

2）保持良好的心情，避免情绪紧张激动。

3）根据自身情况适当地活动、锻炼，要注意劳逸结合。

4）多食用富含维生素、蛋白质、纤维素的食物，如瘦肉、蛋类和新鲜的水果、蔬菜等。

5）注意个人卫生。伤口拆线1周内用温水擦身，1周后可洗淋浴。使用流动的温水冲洗外阴，勤换内衣、裤。

6）腹部伤口拆线2~3日后，把覆盖伤口的敷料或纱布揭去，以便观察伤口的情况。若伤口出现疼痛、红肿、硬结、渗血、渗液，且伴有体温升高，应来医院及时诊治。

7）手术后1~2周，阴道可有少量粉红色分泌物，此为正常现象。若为血性分泌物，量如月经，并伴有发热，应及时到医院就诊。

8）行腹腔镜子宫全切术的患者，术后3个月内禁止性生活、盆浴；从手术之日起休假6周，术后6周来医院复查；行腹腔镜下子宫肌瘤剔除术、卵巢囊肿剔除术、单纯的卵巢及输卵管切除术的患者，术后1个月内禁止性生活、盆浴，从手术之日起休假4周，术后4周来医院复查，复查时需避开月经期。

（二）阴式手术护理

【主要护理问题】

1. 焦虑　与害怕丧失器官、手术后疼痛及对未来的茫然有关。

2. 知识缺乏　与自身疾病和手术相关的知识有关。

3. 体液不足　与术前和手术当天饮食控制有关。

4. 睡眠形态紊乱　与环境改变及担心手术有关。

5. 自我形象紊乱　与子宫脱垂的临床表现有关。

【护理要点】

1. 手术前护理

（1）心理护理　手术前护理人员要主动接近患者与其变淡，了解患者的心理状态，帮助患者消除紧张心理，树立战胜疾病的信心，以良好的心态接受手术。

（2）阴道手术患者　术前3日开始每日用1∶40的络合碘溶液冲洗阴道1次。

（3）发生溃疡、严重子宫脱垂患者　先给予治疗后方可进行手术。

（4）皮肤准备　备皮范围上至耻骨联合上 10 cm，下至会阴及肛周，两侧达股内侧上 1/3。

（5）术日晨　去手术室前排尿，术前一般不需要放置导尿管，带导尿管及其他用物到手术室。

2. 手术后护理

（1）准备麻醉床及各种物品，如血压计、听诊器、弯盘、引流瓶等。

（2）监测生命体征，每日测体温 3 次，遵医嘱给予抗生素治疗。

（3）阴道手术患者术后应重点观察阴道出血情况，询问医生有无放置阴道纱条及引流管，并提醒医生按时取出。放置阴道引流管的患者应保持引流管通畅，注意观察引流液的量及性质，并认真记录。

（4）保持外阴清洁、干燥，每日用 1∶40 的络合碘溶液会阴冲洗 2 次，外阴手术患者每次排便后应及时清洗。外阴癌术后患者应行外阴吹风，每日 2 次，每次 20 min，并用支架将盖被支起，以利于通风，保持伤口处干燥，利于愈合。

（5）外阴、阴道手术后需要留置尿管 3~10 日，保留尿管期间，应鼓励病患者多饮水，以稀释尿液起到自行冲洗膀胱的作用，并注意保持尿管通畅，观察尿量、尿色。

（6）拔除尿管后，嘱患者适量饮水，观察排尿次数、尿量、有无尿潴留。测残余尿超过 100 mL 应保留尿管，遵医嘱白天每 4 h 开放 1 次，夜间完全开放，锻炼膀胱功能。

（7）术后饮食采用静脉麻醉的患者，手术后 4~6 h 待麻醉恢复后即可进食，手术涉及肠道、肛门应遵医嘱饮食，并通知配膳员。

（8）外阴、阴道手术后，应注意观察患者排便情况，必要时可用缓泻剂，以免大便过于干燥，影响伤口愈合。

（9）术后指导子宫脱垂患者术后半年内应避免增加腹压的活动，如提超过 5 kg 重物等。同时，保持大便通畅。适当进行盆底肌肉锻炼，如做缩肛运动等。其他内容同妇科腹部手术出院指导。

七、正常分娩期妇女护理

（一）第一产程的护理

【护理要点】

1. 一般护理

（1）待产妇于临产后入院，但有特殊情况发生，如胎膜早破、阴道流血量多等情况时应紧急入院。

（2）待产妇入院后，医护人员应热情接待，介绍待产室、产房环境及工作人员，护士应主动与待产妇沟通，消除待产妇紧张、陌生的情绪。

（3）询问、评估并记录待产妇的身体状况，既往病史、孕期情况、此次住院原因等，以便及时发现问题，提供有针对性的护理。同时要向待产妇讲解产程中各种注意事项。

（4）观察生命体征临产后体温一般变化不大，脉搏、呼吸可稍有增加。如果待产妇有头晕、目眩、头痛、呕吐、上腹部痛，子宫收缩异常、烦躁不安、呼吸困难等应给予高度重视。

（5）注意阴道流血量，若待产妇阴道流血为鲜红色且量多大于月经量，应及时与医生联系以除外前置胎盘或胎盘早剥等情况发生。

（6）一般初产妇常规行外阴备皮。

（7）灌肠待产妇灌肠的目的是通过反射作用刺激子宫收缩，同时清洁直肠，避免分娩时粪便溢出污染消毒区域。一般初产妇临产后，宫口开大 3 cm 以下且无特殊情况，可给予 1% 肥皂水灌肠。但若有胎膜破裂、阴道异常流血、心肌病、胎儿窘迫、胎头高浮或胎头下降很低压迫直肠达不到目的时，应禁止灌肠。灌肠后要观察子宫收缩，勤听胎心。

（8）预防尿潴留 待产妇临产后护理人员应每 2~3 h，提醒其排尿 1 次，防止尿潴留发生。

2. 产程护理

（1）严密观察产程进展 观察待产妇、胎儿对临产的反应，及时发现影响健康的早期征象，并进行处理。

（2）听胎心音 待产妇临产后应每隔 1 h 在宫缩间歇时听取胎心音 1 次，每次听 1 min 并记录。宫缩时应每 30 min 听取 1 次。当宫缩停止后，如出现胎心率下降久不恢复、胎心率 160 次/min 或 <120 次/min、胎心不规律、胎儿监护显示胎心有减速应紧急处理。

（3）观察子宫收缩 最简单的方法是由助产人员以一手手掌放于待产妇腹壁上，触诊手法应柔和，用力适当，不能在腹壁上来回移动。宫缩时宫体部隆起变硬，间歇期松弛变软。应定时连续观察宫缩，每次观察宫缩应 3 次以上，并做好记录。

（4）直肠指检 临产后，应适时在宫缩时进行直肠指检，其次数需要根据胎产次、宫缩强弱、产程进展等情况而定，次数不宜过多。此外，肛门检查还可了解胎膜是否破裂、骨盆腔大小、胎儿先露部及先露部下降的程度。若有异常阴道流血或怀疑有前置胎盘者，应禁止做直肠指检，以免诱发出血。

（5）阴道检查 阴道检查必须在严密消毒后进行，检查者戴无菌手套。阴道检查前、后要向待产妇做好解释工作，取得待产妇的配合，消除其思想顾虑。

（6）减轻不适 减轻产妇由于临产引起的各种不适。

（二）第二产程的观察和护理

【护理要点】

1. 心理护理 第二产程期间护理人员应陪伴在产妇身边，给予安慰和支持，缓解、消除其紧张和恐惧。待产妇出汗多时及时用湿毛巾擦拭，宫缩间歇时协助饮水。

2. 指导待产妇正确使用腹压 应严密观察待产妇的一般情况，测血压，听胎心音。指导待产妇在宫缩时屏气用力，增加腹压，将胎儿娩出。待产妇一般采取半坐卧位，双腿屈曲，双脚置于脚蹬上，调整脚蹬到适合双腿的位置，使其高度和角度不致造成腓肠肌的压力，可以有效地支持双脚，待产妇双手握住产床边把手，当宫缩开始时，先吸一口气，吐掉，然后再吸一口气，憋住，如解干大便样向下用力。如果在气用尽后，待产妇觉得子宫仍持续收缩，则再吸一口气憋住，往下用力，如此，一直持续用力到此次子宫收缩结束。待产妇在向下用力时可以将把手往后拉，做出划船的动作，以期更有效地使用腹压。在宫缩间歇时，护理人员可鼓励待产妇尽量放松，安静休息，以保存体力。由于待产妇用力时会丢失大量水分，此时护理人员应协助其饮水，增加待产妇的舒适感。

3. 胎儿监护 第二产程宫缩频而强，影响胎盘血液循环，易造成胎儿宫内缺氧，应每 5~6 min 听胎心音 1 次，或使用胎心监护仪。若发现胎心异常应立即检查处理，尽快结束分娩。

4. 消毒外阴 待产妇采取仰卧位或半坐卧位，双腿屈曲分开，臀下置冲洗盆。先用温水洗去外阴部的血迹、黏液，然后用无菌钳夹取消毒的纱布球或海绵块放入无菌圆碗内，倒入 10% 消毒肥皂水或络合碘浸泡后，进行两遍外阴消毒。顺序是大小阴唇、阴阜、大腿内侧、会阴及肛门周围。第 1 遍用无菌清水冲洗，第 2 遍用无菌生理盐水冲洗。为了防止冲洗液流入阴道，可用消毒纱布球盖住阴道口，冲洗后取下，然后取去冲洗盆，垫上无菌巾。

5. 接生者的准备 按手术要求，刷手、穿接生衣、戴手套、铺消毒巾及接生单。备好新生儿睡篮，打开热辐射开放暖箱，开启产包，用好无菌生理盐水、新生儿吸痰器，如为初产妇应准备会阴侧切包及局部麻醉药品。

6. 胎头娩出　会阴水肿、会阴过紧缺乏弹力、耻骨弓过低、胎儿过大、胎儿娩出过速等均容易造成会阴撕裂，因此接生者要掌握好胎头娩出的时机。保护会阴的同时协助胎头俯屈，让胎头以最小径线娩出。最好在宫缩间歇时让产妇稍向下屏气，使胎头缓慢娩出，可预防会阴撕裂。

7. 脐带处理　用无菌纱布擦净脐根周围后，在距脐根 0.5～10 cm 处用气门芯或脐带夹结扎脐带，或用粗丝线分别在距脐根 0.5 cm、1.0 cm 处结扎两遍，注意用力适当，必须扎紧，以防脐带出血。于线上 0.5 cm 处剪断脐带，挤净断面上的脐血，由 20% 高锰酸钾或 25% 碘酒及 75% 乙醇消毒脐带断面。注意高锰酸钾不可触及新生儿皮肤，以免新生儿皮肤被灼伤。脐带用脐沙包好，脐带卷固定。

（三）第三产程的观察及护理

【护理要点】

1. 协助胎盘娩出　当确认胎盘已经完全剥离时子宫缩时左手握住宫底并按压，右手轻轻拉脐带，协助娩出胎盘，当胎盘娩至阴道口时，接产者用双手捧住胎盘，向一个方向旋转并缓慢向外牵拉，协助胎膜完整剥离排出。

2. 检查胎盘、胎膜　胎盘娩出后将胎盘铺平，仔细检查胎盘、胎膜是否完整，注意有无胎盘小叶缺损，血管有无断裂，及时发现副胎盘。若发现有残留胎盘和胎膜时，应在无菌操作下植入宫腔内取出残留组织，或行产后刮宫。

3. 检查产道　胎盘娩出后应仔细检查会阴、小阴唇内侧、尿道口周围、阴道及宫颈有无裂开。如有裂伤，应立即缝合。

4. 预防产后出血　胎儿娩出后立即遵医嘱肌内注射催产素 10 U，促使胎盘迅速剥离以减少出血。

5. 帮助父母建立最初的亲子关系　新生儿娩出后应抱给母亲看，若新生儿状况稳定，应让父母与孩子相处一段时间，这是亲子依附开始的最佳时机。护理人员可鼓励父母和新生儿做眼对眼的接触，触摸新生儿或者抱抱新生儿等，以巧妙的方法协助亲子关系的建立。

6. 新生儿即时护理　新生儿娩出后，采用阿普加评分法判断新生儿有无窒息或窒息的程度。一般于生后 1 min、5 min 各进行 1 次评分。

（1）新生儿保暖　在新生儿出生后，应立即给予保暖，以预防体热散失过快。用毛巾将新生儿身上的血迹、黏液擦掉，胎脂部位可用消毒花生油棉球拭去，尤其是皮肤皱褶处。整个动作要轻、快,注意保暖,可在辐射开放暖箱台上进行操作。

(2)早开奶 在出生1 h内,若新生儿无异常情况,应裸体与母亲进行皮肤接触,将新生儿放置于母亲的胸部进行早开奶30 min。通过婴儿吸吮母亲的乳房,可刺激腺垂体、神经垂体释放催乳素及催产素,促使早下奶并可预防产后出血,同时也可促进母婴的情感交流。

(3)眼睛护理 出生后用泰利必妥滴眼液滴双眼,以预防经过产道时新生儿眼睛受感染。

(4)为新生儿量体重、测身长 将写有母亲姓名和病历号的手腕条系在新生儿的右手腕上,将婴儿右脚底纹印在婴儿病历上,然后把新生儿放在睡篮内,以便随母亲一同进入母婴病室。

7. 产后即时护理 指胎盘娩出后需继续在产房内观察2 h的一段时间内的护理。产程结束后,护理人员要针对产妇在产后2 h的生理状况、舒适需求以及对营养、水分、休息的需要完成一个系统性的评估。给产妇提供擦浴、更换衣服、垫好消毒会阴垫,同时注意保暖,使产妇安静休息。在此期间应观察子宫收缩、宫底高度、膀胱充盈度、阴道流血量、会阴及阴道内有无血肿。一般情况每15~30 min测量1次血压、脉搏,询问产妇有无头晕、乏力等。观察阴道流血量,膀胱是否过胀,有无会阴、阴道血肿等。产妇分娩后易感口渴饥饿,应给予易消化、富含营养的食物及饮料,以恢复体力。产后观察2 h,若子宫收缩好,阴道流血不多,生命体征平稳时,同新生儿一起送至母婴病室。

八、产褥期护理

【护理要点】

1. 一般护理

(1)环境 产后应有温、湿度适宜、安静舒适的休养环境。室温保持18~20 ℃,湿度为55%~60%为宜,空气新鲜,经常通风换气,保证室内有充足的光线。通风时避免对流风直吹产妇,夏季要注意防暑。

(2)个人卫生 产褥期应每天梳头刷牙,保持整洁及口腔卫生。产褥期早期皮肤排泄功能旺盛,排出大量汗液,尤以睡眠和初醒时最明显,这是正常生理现象。因此,产后衣着薄厚要适当,勤用热水擦身或淋浴,洗发时须注意保暖勿受凉,勤换衣裤、会阴垫及床单等。

(3)生命体征 产后24 h内应密切观察血压、脉搏、体温、呼吸的变化。若产妇脉搏加快，应该注意血压、子宫收缩、阴道出血量、会阴或腹部伤口情况，以便及时发现产后出血等病情变化。由于分娩的疲劳，产后 24 h 内体温略有升高，如体温≥38 ℃应及时通知医生。一般产后应每日测量体温、脉搏、血压、呼吸 2 次。

（4）营养　正常分娩后稍事休息，产妇即可进易消化的半流食，以后可根据产妇具体情况进普食。产后的饮食应营养丰富、易消化、少食多餐，多进食汤汁类可促进乳汁分泌。

（5）休息与活动　产后 12 h 内以卧床休息为主，生命体征平稳后可逐渐增加运动量。产后要鼓励产妇早期下床活动，以增进血液循环，促进子宫收缩、恶露排出及会阴伤口的愈合，同时可促进大小便排泄通畅，并可预防盆腔或下肢静脉血栓形成。产褥期应保证充分的休息和睡眠，避免久蹲或久站及提重物和重体力劳动等。过早负重和疲劳过度会引起腰背和关节酸痛，甚至因盆底肌肉张力恢复欠佳而导致子宫脱垂。

2. 生殖器官的观察与护理

（1）子宫收缩　首先应严密观察宫缩及恶露情况，每 30 min～60 min 观察 1 次，共 4 次。产后子宫收缩呈硬球形，子宫底一般低于脐部居中或偏右侧。如子宫底上升，子宫体变软，可能有宫腔积血，应在腹部按摩以刺激子宫收缩，排除血块，预防产后出血。其次测量宫底，在测量时应注意每日在同一时间测量子宫底高度，以准确观察子宫复旧情况。检查前产妇应排空膀胱，仰卧床上，测量由耻骨联合上缘至宫底的距离，并记录。产后第 1 日，子宫底平脐或脐下 1 cm，以后每日下降 1～2 cm，产后 1 周缩小为如孕 12 周大小，仅在耻骨联合上方触及，产后 10 日左右经腹部检查已触不到子宫底，检查子宫底高度的同时应注意子宫及双侧附件有无压痛。产妇出院前，护理人员应向产妇讲解有关子宫复旧的过程，指导产妇如何触摸子宫底，以及出血量多时，如何按摩子宫底。

（2）恶露　产后随子宫蜕膜的脱落，血液、坏死蜕膜组织经阴道排出称为恶露。观察恶露时，注意其量、颜色和气味的变化。一般在按压子宫底的同时观察恶露情况。正常恶露有血腥味但无臭味，持续 4～6 周，总量约 500 mL。产后 1～2 日可有小血块，血性恶露约持续 3 日后转为浆液性恶露，约 2 周后变为白色恶露，再持续 2～3 周后干净。观察时，若恶露量多有较大的血块，应注意有无宫缩乏力或胎盘残留。恶露有臭味提示可能有宫腔感染。产后的最初 8 h 内，每隔 1 h 检查恶露 1 次，以后每 8 h 观察 1 次。

（3）会阴护理　分娩后应做好会阴护理，以预防感染，促进会阴伤口愈合，增加产妇的舒适感。产后每日用加 1∶40 的络合碘溶液冲洗会阴 2 次，大便后亦应冲洗。冲洗前先请产妇排空膀胱，冲洗时应由上至下的冲洗，动作要轻柔。冲洗后用干纱布擦干外阴，垫好消毒会阴垫。每次冲洗外阴时要观察恶露量、性质及气味，同时注意观察会阴伤口的情况。平时应保持会阴部清洁干燥，及时更换会阴垫。

3. 尿潴留和便秘的处理 产后产妇尿量增多，充盈的膀胱可影响子宫收缩，因此，护士应于产后4~6 h内主动送便器并协助产妇排尿，但产妇常因会阴伤口疼痛、卧床小便不习惯、产后疲乏，以及分娩过程中膀胱受压、肌张力减低等原因影响排尿。如产后6~8 h产妇仍不能自行排尿，应协助产妇坐起或下床小便，用温开水冲洗外阴或听流水声音诱导排尿反射，也可按摩膀胱或针刺三阴交、关元、气海等穴位刺激排尿。用上述方法无效时，应在严格无菌操作下导尿并留置导尿管，开放引流24~48 h，使膀胱肌休息并逐渐恢复其张力，必要时给予抗生素预防感染。产后产妇易发生便秘，护士产后应鼓励产妇多饮水，多食蔬菜及水果，尽早下床运动，防止发生便秘。

4. 乳房护理 乳房应保持清洁、干燥，经常擦洗。分娩后第1次哺乳前产妇应洗净双手，用温水毛巾清洁乳头和乳晕。以后每次哺乳前后都用温水毛巾擦洗干净。产妇哺乳时，护士应进行喂养方面知识和技能的指导。哺乳后应将婴儿竖直抱起，轻拍背1~2 min，排出胃内空气，防止婴儿溢奶。产妇在哺乳期应佩戴大小适合的乳罩，以支持增大的乳房，减轻不适感。

5. 产褥期保健操 产后运动可促进子宫复旧，促进骨盆底肌肉收缩和复旧，并可以增强阴道口和尿道口肌肉张力，使骨盆底肌肉恢复支托生殖器官和泌尿器官的功能。产后运动还可促进血液循环，预防血栓性静脉炎；促进肠蠕动，增进食欲并预防便秘。产妇在产后第2日便可开始锻炼，锻炼时应注意运动量大小，同时应由简单轻便的项目开始，然后根据产妇的情况逐渐增加运动量，但要避免过于劳累。产后运动必须坚持，持之以恒，这样才能达到恢复肌肉张力的作用。

6. 性生活指导 一般产褥期期间恶露尚未干净时不宜性生活。应在产后6周检查完毕，生殖器官已复原的情况下，恢复性生活。性生活时应采取避孕措施。

7. 产后复查 分娩后6周进行产后复查，检查内容包括产妇全身及生殖器官恢复的情况、会阴、阴道伤口愈合情况，骨盆底肌肉张力，乳房及泌乳情况。测量血压，必要时做血红蛋白及红细胞计数、尿蛋白及尿常规检查。同时，对婴儿进行全身检查，了解喂养及发育状况，进行保健咨询。对有并发症的产妇应及时给予治疗处理，有合并内、外科疾病的产妇，应到相应的科室随诊，继续治疗。

8. 心理护理 帮助产妇保持心情愉快、放松精神，给予相关知识及技能的指导，使产妇能很快适应母亲角色，顺利度过产褥期。

9. 出院指导 产妇出院前护士应认真评估其身体状况，并告知产妇继续保证合理的营养膳食，适当的活动和休息，合理安排家务及婴儿护理，注意个人卫生和会阴部清洁，保持良好的心理状态，尽快适应新的家庭生活。同时，告诉产妇随访的时间，确保母婴在产后 42 日到医院随访。

九、正常新生儿护理

【护理要点】

1. 一般环境 母婴同室的房间宜向阳，光线充足、空气流通，室温保持在 20 ~ 24 ℃，相对湿度在 55% ~ 65%。

2. 体温控制 产房内的温度应适中，新生儿娩出后及时擦干体表的水分，做好保暖。擦拭后用干净、温暖的包布包裹婴儿，并且用帽子将头部包住，再进行新生儿与母亲的皮肤接触和早开奶。在换尿布和沐浴时动作应迅速，以减少散热，保持新生儿体温。

3. 预防低血糖 当怀疑新生儿入量不足时，应检测其血糖值变化，若血糖值低于 35 mg/dL，应立即加喂。每日沐浴后，测量新生儿体重，并与出生时体重进行比较，了解新生儿生理性体重下降的情况。

4. 密切观察黄疸情况 初乳有轻度促进排泄的作用，可使一部分胆红素从肠道尽早排出，以减轻黄疸。因此，护理人员应鼓励母亲进行母乳喂养。同时，注意观察新生儿黄疸的程度，如面部、巩膜、手脚的皮肤颜色，了解胆红素值的变化。发现黄疸严重，及时通知医生进行处理。

5. 预防吸入性并发症 在每次给新生儿喂食后应给新生儿拍背，促使其胃内气体排出，减少或避免新生儿溢乳。

6. 预防感染 新生儿由于免疫机制不健全，皮肤层较薄等原因易发生感染。因此，在日常护理新生儿时要特别注意并加以预防。婴儿衣物、食具应专人专用，每次接触新生儿时应洗手。

7. 大、小便的观察 新生儿生长发育有赖于良好的喂养，而大便的性状能提示喂养情况，故每次更换尿布时要观察大、小便次数和性状，并记录第 1 次排尿、排便时间，通过观察可初步了解消化道情况。

8. 新生儿抚触 通过抚触可促进母婴情感交流；促进新生儿神经系统的发育，增加其应激能力；加快免疫系统的完善，提高免疫力；加快新生儿对食物的吸收，增加体重。

一般在出生后 24 h 开始给新生儿抚触，时间在沐浴后，两次哺乳之间进行。每次抚触 10~15 min，每日 2~3 次。

十、妊娠高血压护理

【护理要点】

1. 心理护理 评估孕妇的心理状态，耐心倾听孕妇的诉说。正确指导应对方式，减轻孕妇的焦虑和紧张的情绪。鼓励家属的参与和支持，并为孕妇提供良好的休息环境，避免不良刺激。

2. 休息 轻度妊娠高血压的孕妇可在家休息，需要适当减轻工作量，保证充足的睡眠。卧床休息时以左侧卧位为宜，在必要时可右侧卧位，但避免平卧位。护士应指导孕妇妊娠期间自我照顾的方法，如经常按摩四肢、背部肌肉等，以促进四肢血液循环，防止肌肉萎缩和血栓性静脉炎的发生。中重度妊娠高血压的孕妇应住院治疗，卧床休息，左侧卧位。保持病室的安静和清洁，避免各种刺激。护士应准备好各种急救的药品和物品。

3. 饮食 轻度妊娠高血压的孕妇需摄入足够的蛋白质、蔬菜，补充维生素、铁剂和钙剂。食盐不必严格限制，因为长期低盐饮食可引起低钠血症，易发生产后血液循环衰竭，而且低盐饮食也会影响食欲，减少蛋白质的摄入，对母儿不和。但全身水肿的孕妇应限制食盐的摄入。重度妊娠高血压的孕妇根据病情需要适当限制食盐大量，每日少于 3 g。

4. 病情观察 妊娠高血压的孕妇住院期间一般需要每 4 h 测血压 1 次，每日监测尿蛋白、水肿情况，发生异常及时与医师联系，尽快处理。随时观察和询问孕妇有无头晕、头痛、目眩等症状出现。同时，要注意胎动及胎心情况，定时测量，了解胎儿宫内情况。严格记录 24 h 出入量。

5. 用药护理 目前，硫酸镁是治疗中、重度妊娠高血压的首选解痉药物。由于硫酸镁的治疗剂量和中毒量相近，故在进行硫酸镁治疗时应严密观察其毒性作用，并认真控制硫酸镁的用量。每次用药前和用药期间，均应检测膝反射、呼吸次数及尿量。

十一、妊娠合并心脏病护理

【护理要点】

1. 非孕期 对于有心脏病的育龄妇女，要求做好孕前咨询，以明确心脏病的种类、程度、心功能状态，确定能否妊娠。不宜妊娠者，指导采取有效的避孕措施，严格避孕。

2. 妊娠期

（1）加强孕期保健 允许妊娠者，从早孕开始定期进行产前检查，防止病情加重。孕

20 周前每 2 周一次，20 周以后每周一次。发现早期心力衰竭征象应住院治疗。发绀型先天性心脏病孕妇应于预产期前 3 周住院待产。二尖瓣狭窄的孕妇，即使未出现症状，也应在预产期前 2 周住院待产。

（2）保证充足的休息　首先让孕妇了解休息的重要性，以保证充足的睡眠。夜间保证 10 h 的睡眠，中午至少要有 2 h 休息或睡眠。早、晚餐后有 30 min 的休息。休息和睡眠时宜采取左侧卧位。根据孕妇的具体情况可进行适宜的活动，如轻度家务劳动或散步。孕期生活规律，保持良好的心理状态，避免过劳和情绪激动。住院期间适当限制患者谈话及探视时间。

（3）合理营养、控制体重　孕妇应摄入富含蛋白质、高维生素、低盐、低脂肪、足够热量的饮食，在保证胎儿营养发育的同时，需防止体重增长过快，整个孕期总体重增长不宜超过 11kg，否则会加重心脏负担。

（4）预防感染　妊娠期诱发心力衰竭的常见原因是贫血及上呼吸道感染，因此服用铁剂、叶酸，纠正贫血极为重要。孕妇出现感冒早期症状时，即应卧床休息，出现发热及持续咳嗽应立即住院。

（5）指导孕妇自我监护　如每日自测心率、呼吸、体重、胎动计数。若休息时心率>110 次/min，呼吸>20 次/min，或家务劳动能力突然减退，夜间出现端坐呼吸、咳嗽，咳粉红色泡沫样痰等早期心力衰竭的症状时，应立即住院治疗。

（6）配合急性心力衰竭的抢救工作　孕妇出现急性心力衰竭时，应让孕妇半卧位或坐位，高流量加压给氧（6~8L/min）。以减少肺循环血量和静脉回心血量，改善肺气体交换，增加心肌收缩力及减轻心脏前后负荷。遵医嘱给予药物治疗，改善心功能状况。如严重者，可在控制心力衰竭的同时行急诊剖宫产，取出胎儿，减轻心脏负担，以挽救孕产妇生命。

（7）心理护理　耐心向孕妇及其家属解释病情，讲解出现危险情况的抢救及处理措施，增加孕妇的安全感。同时鼓励家属陪伴，给予爱的支持。与孕妇及其家属讨论令其担心的问题，教会其放松技术。以减轻孕妇的焦虑程度。

3. 分娩期护理

（1）严密监测孕妇心功能情况　为孕妇提供一个舒适、宁静的待产环境，协助取左侧卧位 15°，上半身抬高 30°，以防出现仰卧位低血压综合征。第一产程，每小时测脉搏、呼吸 3~4 次，第二产程每 10 min 测脉搏、呼吸 1 次。每 1~2 h 进行胸部听诊，注意有无啰音及心律失常；每小时测尿量。

（2）预防感染　临产后遵医嘱使用抗生素至产后1周，预防感染发生。临产开始即为孕妇建立静脉通道，可应用5%葡萄糖注射液，禁用含盐液体，并严格控制输液量，每小时维持50 mL，便于随时给予药物。

（3）减轻孕妇的体力消耗

1）第一产程：向孕妇做好解释工作，消除其顾虑，取得孕妇的密切配合。对无发绀、心脏功能代偿良好，可适当应用吗啡等镇静剂以减轻产痛，以保证产妇休息，减轻心脏负荷。

2）第二产程：尽量缩短第二产程，避免产妇屏气用力，指导产妇宫缩时张口哈气，无宫缩时完全放松，可行会阴侧切，通过胎头吸引器或产钳助产。整个产程及分娩阶段均予以面罩吸氧。

3）第三产程：胎儿娩出后，立即在腹部放置沙袋加压持续6~8 h，防止腹压骤降，大量血液向腹腔内脏血管倾注而诱发心力衰竭。产后尽量不使用催产素，催产素可引起明显的低血压或心律失常。麦角新碱有升压作用禁用。遵医嘱皮下注射吗啡10 mg，同时密切观察产妇的血压、脉搏、子宫收缩情况，若子宫收缩不好，发生产后出血，需使用催产素，应稀释后静脉滴注，但不可快速、大量输入。

4. 产褥期护理

（1）孕产期末　发生心功能障碍者，在产后3天内仍有可能出现心力衰竭。护理人员要加强巡视，观察产妇生命体征变化，准确、详细记录液体出入量，及早发现心力衰竭症状。防止产褥感染及产褥期血栓形成。产后遵医嘱使用抗生素1周或更长时间，以防感染诱发心力衰竭。对心功能Ⅰ~Ⅱ级产妇，除应用抗生素外，鼓励并指导母乳喂养。心功能Ⅲ级或以上者，应卧床5~10日，但须经常活动下肢，注意下肢静脉回流，在护理人员协助下逐渐增加活动量，宜退奶，并协助行人工喂养。

（2）产褥期饮食　适量摄入蛋白质、低盐、多食富含纤维素的食物，避免大便秘结，防止因产后用力排便而诱发心力衰竭。

（3）提供心理支持　若新生儿有缺陷、死亡，要鼓励产妇表达其失落感，做好产妇及家属的疏导工作，给予产妇适宜的情绪支持。

5. 健康指导　患有心脏病的产妇延迟出院1~2周；指导产妇及其家属掌握自我护理及照顾婴儿的能力，帮助选择避孕措施及出院指导；合理安排饮食和休息。心功能Ⅲ级或以上者最好于产后1周行绝育术；有心力衰竭者，应在病情控制后择期做绝育术，口服避孕药易造成血栓。与产妇及家属共同制订休养计划，使产妇了解心功能不全的症状，嘱其随时按需复诊。

十二、晚期产后出血护理

【护理要点】

1. 病情观察　密切观察生命体征，包括血压、脉搏、面色、出血量，注意有无休克发生。同时，注意观察恶露的性质、量、气味，子宫复旧等，出血时应保留会阴垫。

2. 配合抢救　大出血出现休克时，应积极配合医师抢救，输血、输液、补充血容量，保留静脉通道。

3. 预防感染　产妇在出血期间，应保持床单的清洁干燥，严格会阴护理，遵医嘱使用抗生素。同时，注意产妇的体温及血象变化。

4. 心理护理　产妇因出血时间长、量大，心情烦乱和恐慌，护士应多关心产妇、解释相关治疗和护理问题，缓解产妇压力。

5. 加强生活护理　因产妇身体虚弱，生活上应给予更多关照，帮助并协助产妇日常生活起居，满足基本生理需求。

6. 健康教育　指导产妇学会自我检查子宫复旧的方法，观察恶露的变化。有贫血的产妇应根据自己的体力适量活动。加强营养，补充含铁的食物，注意休息。观察体温的变化，预防感染发生。加强母乳喂养，促进子宫复旧。

十三、产褥感染护理

【护理要点】

1. 病情观察　注意生命体征、血象的变化，观察伤口的愈合情况，恶露的颜色、性质、量和气味，有无腹部疼痛和压痛。

2. 卧床休息　产妇取半卧位以利于恶露引流及炎症局限。如为血栓性静脉炎，应抬高患肢，局部保暖，配合药物治疗，促进炎性水肿消失。

3. 营养支持　给予易消化、富有营养的饮食。不能进食者静脉补液，必要时可少量多次输血增加机体抵抗力。体温升高时鼓励多饮水，注意出入量和电解质平衡。

4. 药物治疗　产褥感染的产妇均需使用抗生素治疗，护士应注意观察药物的疗效，提供治疗依据。

5. 减轻疼痛　关心、同情、安慰产妇，指导产妇减轻疼痛的方法，必要时使用镇痛剂。

6. 外阴清洁 每日定时清洗外阴，保持会阴清洁，感染产妇使用的便盆需隔离处理，防止交叉感染。

7. 对症处理 如出现高热、恶心、呕吐等症状分别按症状护理，解除或减轻产妇的不适。

8. 预防交叉感染 护士应严格执行消毒隔离制度，病室定时通风换气，保持清洁舒适。

9. 健康指导 产妇注意休息和睡眠，注意个人卫生，使用消毒的会阴垫，并勤更换，保持局部的清洁。对于母乳喂养的产妇，鼓励坚持哺乳或定时挤奶，以保持泌乳。协助家属与产妇的协调，使产妇安心治疗，减少顾虑。

十四、前置胎盘护理

【护理要点】

1. 促进孕妇及胎儿的健康

（1）维持正常血容量 密切观察病情进展情况，监测生命体征的变化、出血量、胎心率、宫缩情况等，嘱孕妇绝对卧床休息，采取左侧卧位，定时给予间断吸氧，每日3次，每次20~30 min，改善子宫胎盘血液循环状况，增加胎儿氧供应。保留会阴垫，注意休克的早期症状，有异常时立即通知医生。保持静脉输液通道通畅，按医嘱配血，及时提供输血、输液、止血等措施，维持足够的血容量。前置胎盘出血是因为子宫下段伸长与附着的胎盘发生错位所引起，而宫缩时可加重错位，所以应用宫缩抑制剂如硫酸镁可减少或制止出血，但应随时注意药物不良反应。为了避免扩大胎盘剥离面，凝血栓脱落而引起大出血，前置胎盘孕妇应禁止做直肠指检，慎做阴道检查。

（2）预防感染 严密观察与感染有关的体征。认真核实子宫底高度，子宫收缩情况和阴道出血的量、性状、气味等，发现异常及时和医生联系。应指导患者保持会阴部清洁，每日外阴擦洗2次以预防逆行感染。鼓励患者进富含高蛋白的食物，增强机体抵抗力，以利于康复。医务人员应严格执行无菌操作规程，杜绝医源性感染的发生。

（3）术前准备 有些前置胎盘的患者发病急，病情控制的效果难以预料，需通过急诊手术迅速控制出血，因此护士在患者入院时就应按腹部手术护理要求为患者做好术前准备。

2. 提供适宜的产后护理 注意观察产妇的生命体征变化，子宫收缩情况及恶露的量、性状，以早期发现产后出血。及时应用宫缩剂预防产后出血。加强会阴护理，预防感染。护理操作集中进行，保证产妇充分的休息与睡眠。

3. 提供心理　支持根据孕妇的具体情况向其解释有关疾病的知识。与孕妇一起听胎心音，指导其数胎动等措施均有助于减轻焦虑，稳定孕妇情绪。允许家属陪伴，消除孕妇的孤独感。适当运用沟通的技巧，为其提供心理支持。

4. 健康教育　向孕妇及其家属宣传预防保健知识，避免多产、多次剖宫、引产等引起的宫内感染，减少子宫内膜损伤或子宫内膜炎。如为期待疗法的孕妇应对其提供有关疾病治疗和护理的知识，帮助其严格遵守医嘱、护嘱，学习掌握自主胎动及自我监护的方法。

十五、异位妊娠护理

【护理要点】

1. 密切观察病情变化及生命体征的变化。观察阴道出血量、腹痛的程度，及时做血红蛋白测定和红细胞计数检查，警惕大出血休克的征象。如患者出现血压下降、脉搏细速、面色苍白、皮肤湿冷、烦躁不安等应及时报告医生，进行处理。同时，详细记录 24 h 出入量，并准备好急救药物和物品。

2. 患者应卧床休息，注意保暖，吸氧。建立有效的输液通路，以保证必要时能够迅速输入液体、血液，挽救患者生命。

3. 自体输血是抢救严重内出血伴休克的有效措施之一，宫外孕患者进行自体输血时，回收腹腔内血液的条件：妊娠<12 周，胎膜未破，出血时间<24 h，血液未受污染，镜下红细胞破坏率<30%。具体方法为每 100 mL 血液加入 3.8%枸橼酸钠 10 mL 抗凝，经 6~8 层纱布或经 20μm 微孔过滤器过滤，方可输回体内。自体输血每 400 mL 应补充 10%葡萄糖酸钙 10 mL。

4. 手术准备　按腹部手术常规准备。

5. 异位妊娠保守治疗的护理　患者入院后应绝对卧床休息，护士密切观察生命体征，腹痛性质及阴道流血情况，出现异常情况及时通知医生正确处理。阴道排出物应送病理检查，同时监测血 β-HCG 水平。卧床期间做好外阴及生理护理，满足患者的基本生活需要。患者应增加高营养，易消化饮食，并保持大便通畅，避免用力排便及突然转换体位而导致卵管妊娠破裂和再次出血。

6. 心理支持　患者及其家属经历了非预期性的胎儿丧失及大出血休克的危机，会产生焦虑、害怕、哀伤、失落等心理反应，护士应与患者及其家属讨论其发生异位妊娠的原因、治疗方法、预后及对未来妊娠的影响。鼓励患者及其家属表达出内心的感受，并提供心理支持，帮助其度过沮丧期，在最佳的心理状态下接受治疗和护理。

7. 健康教育　患者出院后应摄入高蛋白饮食，补充足够的热量和铁剂，以促进血红蛋白的合成，增强机体抵抗力。教会患者自我照顾的方法，如出现阴道流血、发热、腹痛等症状及时返院就诊。加强妇女的保健工作，指导患者养成良好的卫生习惯，勤沐浴、勤换内衣裤，防止发生盆腔感染。输卵管妊娠的预后有10%的再发生率和50%~60%的不孕率，应协助患者及其家属制订适宜的家庭生育计划。

第四节　神经内科护理

一、脑出血护理

【护理要点】

1. 绝对卧床休息，取头高15°~30°卧位，利于静脉回流，降低颅内压。保持呼吸道通畅，及时清理呼吸道分泌物。给予吸氧可改善脑缺氧，减轻脑水肿。意识清楚的患者，谢绝探视，以免情绪激动导致症状加重。护理操作相对集中进行，动作要轻，尽量减少搬动，加床挡以防坠床。

2. 严密观察病情变化，特别是意识、瞳孔和生命体征的变化，如发现意识不清或昏迷程度加重、瞳孔不等大、呼吸不规则、血压高、脉搏缓慢等症状时可能为脑疝发生，应及时报告医生立即抢救。

3. 遵医嘱静脉输注脱水药物，头置冰袋，且可控制脑水肿，降低颅内压。适当使用降压药物，保持血压平稳。

4. 脑出血昏迷的患者24~48 h内禁食，以防止呕吐物反流至气管造成窒息或吸入性肺炎；以后按医嘱进行鼻饲饮食，以保证供给。

5. 加强大小便的护理　若患者有尿潴留或不能自行排尿时，应进行导尿留置尿管。保持会阴部清洁，每日进行会阴冲洗，防止逆行感染。定期给予通便药物或食用一些含纤维素的食物，防止便秘，嘱患者排便时勿用力过猛，以防再出血。

6. 预防并发症

（1）加强皮肤护理，每日擦澡1~2次，床铺干净平整，定时翻身，对骨隆突处的皮肤要经常检查和按摩，防止发生压疮。

（2）加强呼吸道管理，保持口腔清洁，昏迷患者予口腔护理；经常翻身、拍背，促进痰液排出；若患者呕吐应让其头侧位以防发生误吸。

7. 急性期应保持偏瘫肢体的生理功能位置　恢复期鼓励患者早期进行肢体康复训练，每日 2~3 次，防止瘫痪肢体的挛缩畸形和关节的强直疼痛，以促进神经功能的恢复。对失语的患者进行语言方面的训练，采用多种沟通方式，及时了解患者的需求。

二、脑梗死护理

【护理要点】

1. 脑梗死急性期绝对卧床休息，头位不宜过高，以利于脑部血液供应。严密观察生命体征及意识、瞳孔的变化，如有继发出血时能及时发现处理。

2. 注意保持呼吸道通畅，防止误吸；瘫痪及并发肺部感染者，定时更换卧位、拍背、吸痰，防止痰液坠积，加重病情。

3. 注意患者下肢出现多发性栓塞的可能。协助患者勤翻身及进行肢体的主动和被动活动，注意观察肢体皮肤温度、色泽、动脉搏动及肢体有无水肿等，早预防、早发现、早处理。

4. 评估患者皮肤状态，加强皮肤护理，预防压疮发生。定时翻身，按摩骨突处；保持皮肤清洁，床铺平整、干净，及时更换尿垫，避免潮湿刺激。

5. 指导患者保持大便通畅。建立良好的排便习惯；进食高蛋白、易消化、富含纤维素的食物，防止发生便秘。

6. 评估患者的吞咽功能，吞咽障碍者给予鼻饲饮食。

7. 加强巡视，及时了解患者需求。特别是失语者，及早进行语言训练，尽量鼓励其使用语言交流，促进语言功能的恢复。

8. 病情稳定后即对瘫痪肢体进行早期功能锻炼，促进神经功能恢复，提高生存质量。包括关节活动度维持训练及生活自理能力训练。鼓励患者多做主动锻炼，并逐渐增加运动量，以防患肢挛缩畸形、关节强直疼痛。

三、癫痫护理

【护理要点】

1. 发作前的预防护理

（1）将病患者安排在安静的房间，床旁备有压舌板、开口器等抢救物品，患者应在室内活动，如无人陪伴不能单独淋浴或外出。

（2）评估患者癫痫发作的频率、发作时的状态、发作诱因、目前用药及效果、患者对疾病的认识、心理反应及自我保护意识等。

（3）加强巡视，随时注意观察患者有无癫痫发作；督促患者按时服药，并观察各种药物的作用及不良反应。

（4）健康指导，向患者介绍有关癫痫疾病的知识，如诱发因素及预防摔伤的措施等。嘱患者应避免引起情绪激动的一切外界刺激因素，如饱食、劳累、生气或兴奋等；患者如出现先兆时应自行就地躺下，以防抽搐时摔倒跌伤。做好心理护理，使患者保持精神愉快；告知患者发作间歇期可正常工作、生活和学习，但要避免登高、潜水、驾车及在有危险的机器旁工作。

2. 发作时的护理

（1）当患者在站立或行走中突然发作时，应就地平卧，给氧，解开衣领、腰带，将头转向一侧，保持呼吸道通畅。及时清理呼吸道分泌物，防止呕吐物反流入气管而窒息。

（2）注意观察发作时的情况，并详细记录全过程。应特别注意意识与瞳孔的变化、眼球凝视和转头方向，以及抽搐的部位、持续时间等。

（3）注意保护头部和四肢，摘下眼镜、可摘义齿；用缠有纱布的压舌板置于患者上、下臼齿之间，以免咬伤舌头；用手托住下颌，避免下颌关节脱位。勿用力按压抽搐的肢体，以免骨折和脱臼；床旁有人保护，加床挡，防止坠床。对精神运动性发作的患者，注意保护，防自伤、伤人或走失。

（4）遵医嘱及时使用镇静药。

3. 发作后的护理

（1）抽搐发作后应卧床休息。保持病室安静、暗化，避免对患者进行强烈声、光刺激。

（2）发作时常大汗淋漓、尿便失禁，发作后应及时擦洗，清洁口腔，更换清洁内衣裤，使患者舒适，预防感冒。

4. 癫痫持续发作的护理　患者大发作连续不止，每一次发作后尚未清醒又紧接着发作，此为危象，不及时处理可致死亡。

（1）严密观察患者意识及发作控制状态，遵医嘱及时调节药品及用药剂量。

（2）及时吸痰保持呼吸道通畅。无自主呼吸者行气管切开，使用人工呼吸机维持呼吸。

（3）因持续抽搐导致脑缺血、缺氧而发生脑水肿、颅内压升高者，给予吸氧、头置冰袋，积极降颅内压以减轻颅脑的进一步损害。

（4）一般护理：保持静脉输液管路通畅，维持水、电解质平衡；加强翻身拍背，遵医嘱准确应用抗生素，预防和治疗肺部感染；加强口腔护理，预防口腔并发症；注意皮肤护理，防止压疮发生。

四、重症肌无力护理

【护理要点】

1. 保持呼吸道通畅　当患者突然出现呼吸困难、躁动不安、心率加快、发绀时应立即吸氧，清理呼吸道分泌物。嘱患者保持安静以减少氧的消耗，必要时气管插管或切开，使用呼吸机维持呼吸。

2. 常规行气管切开护理，严格无菌操作，预防继发感染；每日换药时注意观察气切处伤口情况；及时清理呼吸道分泌物，保持呼吸道通畅，保证良好的肺内气体交换。

3. 密切观察患者的呼吸形态以及意识、血压、心率的变化，定期做血气分析。

4. 嘱患者饭前休息 20~30 min，可使肌力恢复，增强咀嚼能力。调整患者进餐时间在药物作用高峰期进行；患者进餐时要尽量采取坐位，卧床患者应将床头抬高后进食。进餐时避免分散患者的注意力，使其专心用餐，同时要求患者要抬头并稍向前倾。指导患者每次入口食物量要少，分次进行吞咽，用完餐后让患者保持坐位 30~60 min。床边备好吸引器，必要时及时吸出误吸物。

5. 评估患者的日常生活活动的能力，如进食、穿衣、如厕、淋浴、下床等。指导患者充分休息，避免疲劳。加强巡视，认真听取患者的主诉，特别是对那些因不能发音或构音障碍的患者，应使用多种沟通方式，及时了解和解决患者的需求。对卧床患者应做好生活护理，如协助洗漱、翻身擦背、喂饭、如厕等，并将呼叫铃备好，方便患者有事时随时呼叫。

6. 各类物品放置稳妥、简洁，将患者经常使用的物品放在易拿取的地方，以减少患者寻找东西时的体力消耗。发作期嘱患者卧床休息，用药后肌力恢复时可适当活动。恢复期活动时应注意劳逸结合、注意安全，地面保持清洁、干燥、无水渍，防止患者走路时跌倒，必要时留家属陪伴。

7. 因重症肌无力是一种易复发、症状逐渐加重、不易治愈的疾病，患者往往感到紧张和不安，这种情绪会加重病情变化，要重点向患者解释。护理过程中同情和关心患者，主动倾听患者的主诉，关心、安慰患者。鼓励患者说出自己的感受和顾虑。指导患者了解掌握用药的注意事项，并积极避免和去除诱发因素，树立信心，积极配合治疗，减少复发。

五、急性脊髓炎护理

【护理要点】

1. 密切观察病情变化　急性期病情不稳定，呼吸困难、心率加快、高热、发绀及吞咽困难等症状是进展性脊髓炎的表现，应立即吸氧积极抢救。

2. 加强皮肤护理，预防压疮的发生。

（1）每日进行擦澡，注意皮肤清洁干燥，床铺平整，及时更换湿衣裤、尿垫。

（2）定时翻身，每2~3 h一次，翻身时动作要轻，不可牵拉皮肤，以防损伤皮肤，易患压疮的皮肤部位加强保护。

3. 注意大小便通畅，预防泌尿系统感染。

（1）尿失禁的患者要及时更换尿垫和冲洗会阴。有尿潴留要给予导尿，留置尿管。嘱患者多饮水，保持会阴部皮肤及尿管清洁，定时更换引流袋。

（2）由于副交感神经受损及长期卧床，患者肠蠕动差，易出现腹部胀气和便秘，应鼓励其多食富含粗纤维的蔬菜，指导患者养成定时排便的习惯。便秘可服缓泻剂，并按摩腹部，促进肠蠕动。

4. 保持肢体功能位，预防挛缩畸形　急性期后，要尽早进行肢体功能锻炼，以促进瘫痪肢体的功能恢复。

5. 使用热水袋、热敷、烤灯时要注意温度，预防烫伤。

6. 做好心理护理　因患者长期卧床，生活不能自理，易焦虑，要关心、同情患者，介绍有关疾病的知识，让患者树立战胜疾病的信心。

第五节　五官科护理

一、慢性化脓性鼻窦炎护理

【护理要点】

1. 术前指导患者正确使用滴鼻剂，以减轻局部症状，增加舒适感，必要时积极进行手术治疗。

2. 按常规做好术前准备。术前1日剪鼻毛、剃胡须；向患者交代手术名称、目的、麻醉方式，并了解患者的心理活动，及时解决心理问题；局麻手术前指导患者可以少量进食，全麻手术则需在术前8 h禁食水。

3. 术前1日开始监测体温、脉搏、呼吸，至术后3日或体温正常后，每日4次。

4. 局麻术后患者取半卧位，全麻术后患者取平卧位6 h，并注意保持呼吸道通畅。

5. 局麻术后可进半流食或普食；全麻术后禁食水，6 h后可进半流食或普食。

6. 嘱患者多饮水，以减轻张口呼吸所致的口干。

7. 观察眼睑有无充血或水肿，眼球有无固定或外突，球结膜有无充血水肿。眼睑轻度充血水肿常为全筛窦切除术后的反应，抽出鼻腔填塞物后数日内便会消退，可用局部冷敷减轻水肿。

8. 术后因鼻腔填塞纱条可致鼻背部、眼眶、前额部胀痛，这是正常现象。症状可在抽取纱条后缓解，如疼痛剧烈可用局部冷敷或遵医嘱给予止痛药。

9. 术后患者将流入咽部的血液吐出，切勿咽下，以观察伤口出血情况；嘱患者术后2日内避免剧烈活动，同时嘱患者尽量避免打喷嚏，以免鼻内填塞物脱出，导致伤口出血。如欲打喷嚏，指导患者用食指捏住鼻孔前端，张口打出。

10. 术后1~2日取出鼻腔填塞物后，伤口创面可有少量出血，此时嘱患者取半卧位，用手捏住鼻翼两侧20~30 min可起到止血的作用。术后7~10日内，每日由医生清理鼻腔，嘱患者勿擤鼻涕。为防止出血，常规可用新麻滴鼻液每日4次，复方薄荷油滴鼻液每日3次，必要时应用止血药物。

11. 出院指导　定期复查，按医嘱定时滴点鼻剂；预防感冒；勿用力擤鼻、拔鼻毛、抠鼻子；恢复期禁食辛辣食物、禁烟酒。

二、慢性化脓性中耳炎护理

【护理要点】

1. 评价患者睡眠状态，呼吸暂停次数；指导患者合理饮食，加强锻炼减肥；避免睡高枕；术前行正压通气治疗可改善通气和缺氧状态，提高血氧饱和度，保证手术安全。

2. 常规进行术前准备及生命体征监测。

3. 向患者交代手术名称、目的、麻醉方式，术后可能出现的不适症状及配合要点；了解患者的心理活动，及时解决心理问题。

4. 术前1日晚酌情给予镇静剂，保证睡眠；通知家属，准备冷饮，以便手术后食用。

5. 术后患者取半坐卧位，减轻伤口牵拉引起的疼痛，疼痛严重时可使用止痛药物。

6. 注意观察有无活动性出血及其出血量；嘱患者将口中分泌物吐出，勿咽下，以便于观察出血情况。

7. 为预防和减轻伤口出血，术后颈部冷敷 4~6 h；手术 4~6 h 后，伤口无明显渗血可进冷流食；手术第 1~4 日内进温热的半流食；术后第 5 日可改为普食；术后当天勿漱口，术后第 1 日开始用复方硼砂溶液漱口每日 3 次；咽成形术后 7 日拆线。

8. 出院指导

（1）保持口腔卫生，每日餐后漱口。

（2）出院后可进少渣半流食，细嚼慢咽，避免用力吞咽及剧烈咳嗽，防止出血。手术 7 日后恢复普食。

（3）保持居室环境清洁、通风，避免上呼吸道感染。

（4）戒烟、酒及辛辣饮食。

（5）定期复诊。

（6）适量增加体育锻炼，少食高脂肪、高胆固醇食物，控制体重。

三、喉癌护理

【护理要点】

1. 术前向患者讲解备皮范围并协助完成，如面颈部剃须；颈淋巴结清扫术者剃该侧耳后 1 cm 头发；胸大肌皮瓣移植修复者刮该侧腋毛。术前 1 日指导患者洗头、洗澡，尤其将颈部周围皮肤、植皮处皮肤用肥皂水洗净。

2. 向患者交代手术名称、目的、麻醉方式。患者术后将暂时或永久失去发声能力，或有不同程度的声嘶，因此术前需交代术后有关注意事项，取得患者理解与合作。通知患者术前 8 h 禁食水。

3. 术前 1 日监测 3 次体温、呼吸、脉搏，并做记录。术前 1 日的晚上酌情给安眠药，保证充分睡眠。

4. 手术当日用物准备吸引器、吸痰管、盐水、手套、尿管、胃管、合适型号的气管套管。

5. 术后平卧 6 h，妥善固定管道（如胃管、尿管、引流管等）。

6. 保持呼吸道通畅

（1）观察患者的呼吸情况。

（2）及时有效吸痰。

（3）2% 碳酸氢钠溶液滴气管，每 2 h 一次。

（4）雾化吸入。

（5）戴金属气管套管者，清洗消毒内套管，每日早晚各1次。

（6）防止脱管（套管妥善固定，观察呼吸情况，吸痰时是否通畅，听取患者主诉）。

7. 手术当天禁食，术后第2日开始鼻饲营养奶。行半喉切除术者保留胃管7～12日，全喉切除术者保留胃管14日。

（1）妥善固定鼻饲管，每日更换固定胶布，防止患者翻身时将鼻饲管脱出。

（2）保持鼻饲管通畅，每次鼻饲前后用清水冲洗管道，药片应研碎，奶及汤应过滤。

（3）保证丰富的营养及充足水分的摄入，每天液体入量不小于2000 mL。鼻饲饮食应清洁卫生，冰箱保存，防止腐败而引起胃肠道反应。

（4）鼻饲前应先吸痰，以防吸痰时因咳嗽而引起误吸。

8. 保持伤口局部清洁干燥，防止伤口感染。鼓励患者下地活动；每日拍背，可通过胸部振动，使痰液咳出以预防肺部感染的发生。

9. 预防继发出血 戴硅胶气管套管者，定时开放气囊，观察痰液性质、量，待痰液中不夹杂血丝时可完全开放气囊，或遵医嘱酌情开放；观察伤口敷料的渗血情况；吸痰动作轻柔，避免引起患者剧烈咳嗽而导致出血；观察引流液性质、量，并做记录。

10. 监测生命体征，特别是体温的变化；观察有无皮下气肿、咽瘘等并发症的发生；有异常变化时及时通知医生采取救治措施。

11. 做好戴气管套管出院患者的出院指导。

（1）准备用物 简易吸痰器、吸痰管、棉棍、乙醇、纱布数块。

（2）气管套管内管消毒法 每日清洗消毒内套管早晚各1次；患者对准镜子将内套管取出，观察内套管有无干痂形成，取下的内套管用小毛刷刷洗干净后放入热水中煮5～10 min，晾凉后重新戴上。

（3）敷料更换法 每日更换喉垫1次，将叠好12层的方纱从中间剪至一半，将剪好的喉垫放入容器内蒸15 min（每次蒸7块）。具体方法：对准镜子将脏的喉垫取下，观察造瘘口局部皮肤。以乙醇棉棍擦拭周围皮肤，再以盐水棉棍擦拭造瘘口周围，可重复进行。将消毒好的喉垫重新戴上，以胶布固定。

（4）吸痰方法 将吸引器与吸痰管相接。对着镜子将吸管的前端插入气管口7～8 cm开动负压，旋转吸痰管吸痰，动作轻柔，每次吸痰时间不宜过长。用吸痰管回吸清水；每根吸痰管不能重复使用。

（5）预防感染 用单层纱布遮盖气管口以防止灰尘进入，少到人员密集的地方，避免交叉感染。戒烟、酒，少食辛辣及刺激性食物。劳逸结合，增强体质，预防感冒，提高抵抗疾病的能力。

（6）发现以下异常情况及时就诊 气管造瘘口局部红肿、溢脓；不明原因的呼吸困难，清洗内套管后不缓解；颈部出现包块；不明原因痰中带血；气管套管脱落引起呼吸困难。

四、白内障护理

【护理要点】

1. 患者入院后，如有糖尿病、高血压、发热及咳嗽等症状，应请内科会诊，协助治疗。

2. 术前 1 日按内眼手术前常规准备，如有便秘者给予通便药。详细向患者解释手术目的、方式、术中术后配合要点、手术效果等，减轻患者的思想负担，减轻焦虑程度。术前 1 日晚给予镇静剂，保证患者充足睡眠，身心放松。

3. 术日晨起点散瞳药（依医嘱及患者瞳孔大小而定），使瞳孔充分散大。口服镇静剂。

4. 术日晨可以进食少量半流食，如为全身麻醉手术，术前须禁食。

5. 术后平卧休息，如伤口有出血，可遵医嘱给予半卧位。无特殊情况者，平卧 4 h 后可轻微活动，如如厕、进食等，但不可头部剧烈运动。护士协助其完成日常生活护理。

6. 遵医嘱给予抗生素及含激素滴眼液，注意规范操作，防止感染。

7. 术后出血常发生在患者可以活动后，尤其是高血压、糖尿病和年老体弱者。护理中指导患者注意保持大便通畅，便秘者可给予润滑剂，嘱患者大便勿用力；嘱患者如有一过性眼球疼痛，为典型出血症状，须及时报告医生护士采取救治措施。此种情况多发于术后 3~7 日。

8. 术后因视力出现波动导致患者害怕、担心，护士须随时了解患者的思想动态，及时做好心理护理，使患者尽可能放松，避免精神紧张，术后 3 个月如有屈光改变，可以配镜矫正。

五、青光眼护理

【护理要点】

1. 遵医嘱正确使用药物降低眼压，减轻疼痛等症状。常用药物有毛果芸香碱、噻吗洛尔滴眼液滴眼，口服乙酰唑胺，静脉滴注甘露醇等。用药后须及时观察用药反应。

2. 给予清淡、易消化、富含营养的饮食，控制饮水量，忌烟酒、浓茶等刺激性食物。

3. 嘱患者保证充足睡眠，避免强光刺激，但光线不宜过暗。症状发作时应卧床休息并减少活动量。

4. 随时了解患者的心理状态，认真听取患者的不适主诉并及时处理，同时积极做好术前准备，讲解手术方式及效果，以缓解患者的焦虑感。

5. 详细向患者介绍病室环境及呼叫铃的使用方法，加强巡视，随时满足患者的需求。病室物品放置要规范，减少杂物，确保患者安全。

6. 做好健康护理及术后配合要点

（1）滤过手术后需卧床休息 4~6 h，以后可适当变换体位，如坐起或下地活动，虹膜周边切除术后 4 h 可适当下地活动。

（2）嘱患者不要揉眼睛，以防伤口出血。

（3）手术后患者需滴用散瞳药，是为防止虹膜睫状体炎。滴散瞳药时要认真核对，滴完后要洗手。滴药时，告诉并教会患者如何压迫泪小点（一般用棉签按压 1~2 min，即患者勿用棉签在患眼和健眼之间来回擦，防止散瞳药误入另一眼内）。

（4）保持大便通畅，有便秘者术后给予缓泻剂。

（5）注意保持眼部清洁，预防感染。

7. 出院指导

（1）注意生活卫生，不要暴饮、暴食，不要在短时间内进食很多水、菜汤或稀面汤等，每次饮水量<300 mL，忌烟、酒及辛辣食物。

（2）注意劳逸结合，避免过强的视力、体力和脑力疲劳，生活安排要有规律，睡眠要充足。

（3）安心休养，按时服药，不得私自停药、加药，定期复查。

（4）避免情绪波动，如生气、焦虑、紧张等。

（5）避免在暗处逗留过久，应不看电影、电视等。

（6）如发现看灯光时有彩圈或眼胀、视力减退、视物模糊时，应立即就诊。

（7）青光眼晚期视功能低下者，注意预防外伤的发生。

六、视网膜脱离护理

【护理要点】

1. 术前评估患者对疾病的了解程度，做好健康宣教工作，使患者主动配合治疗。

2. 协助患者做好个人卫生，包括头发、指甲、皮肤等。发长女患者可在洗头后梳成发辫，以便手术后卧位。

3. 以卧床休息为主，禁止剧烈活动，可适当散步，以便保持良好的身体状态接受治疗。术前卧床的姿势宜使视网膜的脱离部位处于最低位，而减少网膜脱离继续扩大的可能。

4. 嘱患者保持大便通畅，防止因排便困难、用力而引起视网膜脱离加重。

5. 常规应用抗生素滴眼液，术前冲洗结膜囊，防止术后感染。

6. 手术当日绝对卧床休息，遵医嘱取俯卧位或侧卧位。应向患者宣教卧位的重要意义，使其配合治疗。同时，密切观察患者保持医嘱卧位的执行情况、患者的一般情况、皮肤状态等，协助完成生活护理，增加舒适感。

7. 遵医嘱应用抗生素、激素类、散瞳眼药，注意正规操作，避免交叉感染。

8. 注气术后患者第 2~3 日（气体膨胀期），注意了解患者眼压情况，倾听患者主诉。如血压升高持续不降，应及时通知医生，遵医嘱予脱水治疗，降低眼压，缓解疼痛。指导患者多休息，以利机体修复。

9. 术后饮食无禁忌，宜食柔软、营养丰富、易消化食物。避免大量进食，以防发生胃肠道不适、呕吐等，引起术眼出血。保持大便通畅，可按顺时针按摩腹部，增加肠蠕动。

第六节　儿科护理

一、新生儿特点及护理

【护理要点】

1. 环境要求　新生儿室要阳光充足，空气新鲜，避免对流风。保持环境的适中温度是维持正常体温的重要条件。中性温度是指在这种温度下新生儿能维持正常体温，而能量消耗最少。正常足月新生儿在穿衣盖被的情况下，室内的中性温度为 22~24 ℃。新生儿室要定期全面清扫和消毒，宜用湿式法进行，每日室内紫外线照射 30~60 min。

2. 出生时的护理　新生儿因体表面积大、皮下脂肪薄，其散热率较成年人大 4 倍，在产房出生后，有的在 1 h 内体温下降 2.5 ℃。因此，出生时，必须立即擦干婴儿，清除口、鼻、咽的黏液，结扎脐带，擦去身上的血迹，并用热毯包好。

3. 喂养　正常足月新生儿生后 30 min 就可以开奶，生后尽早开奶可防止新生儿低血糖，并有利于维持正常体温，可刺激母乳的分泌，促进母子感情交流。提倡母乳喂养，喂奶前可试喂糖水，排除消化道畸形。按需哺乳，喂奶前宜先测体温，换尿布或进行其他检查。喂奶后应竖抱小儿轻拍背部，然后取右侧卧位，防止溢乳和呕吐引起窒息。

4. 预防感染　新生儿室应严格执行无菌消毒制度，定期全面清扫、消毒。工作人员着清洁的工作帽、口罩、鞋，无传染病和急性感染。护理新生儿前后洗手，新生儿室的用物应单独使用。

5. 皮肤的护理　出生后可用纱布蘸温开水将头皮、耳后、面、颈、腹下及其他皮肤皱褶处的血渍和胎脂拭去，臀部可涂无菌植物油。24 h 后去除脐带夹，体温稳定后即可淋浴，每日 1 次。每次换尿布，应以温水冲洗臀部、吸干，防止尿布疹的发生。衣被、尿布必须柔软、吸水性好，以防皮肤擦伤感染。

6. 黏膜的护理　口腔不宜擦洗，喂奶前后宜喂温开水，以保持口腔清洁。可用 1% 硝酸银滴眼液滴眼预防淋菌性眼炎，或用红霉素滴眼液滴眼。脐带脱落前，保持局部清洁和干燥。脐带脱落后，局部不洁者可涂碘酊。

7. 日常观察和记录　严密观察新生儿的面色、哭声、体温、呼吸、脉搏、奶量、大便、小便、体重、活动等。若发现异常，及时报告医生。

二、新生儿黄疸护理

【护理要点】

1. 注意患儿的体温、脉搏、呼吸，以及有无出血倾向，患儿哭声、吸吮力、肌张力的变化，判断有无核黄疸的发生。

2. 观察皮肤、巩膜、大便和小便的颜色，记录黄疸出现的时间，尤其是黄疸出现在生后 24 h 内，应认真观察黄染的部位、范围和深度，并注意有无胆红素脑病引起的神经症状。

3. 做好光疗和换血治疗的准备工作与护理工作。

4. 维持热量及体液平衡，尽早喂养，刺激肠道蠕动，促进大便和胆红素排出。不能进食者给予鼻饲或静脉营养，供给充足的热量及水分，维持水及电解质平衡。

5. 遵医嘱给予输入血浆或白蛋白，促进游离的未结合胆红素与血清蛋白结合。

6. 向家长介绍新生儿黄疸的病因及治疗方式，教会家长对新生儿的一般护理。

三、新生儿呼吸窘迫综合征护理

【护理要点】

1. 保持呼吸道通畅　注意观察呼吸道分泌物的性状、颜色及量；保持氧气湿度；每

1~2 h 更换患儿体位 1 次以促分泌物排出；必要时吸痰，彻底吸净呼吸道分泌物。

2. 供氧及辅助呼吸

（1）头罩吸氧 选择合适的头罩，氧流量不少于 5 L/min，以防止 CO_2 积聚在头罩内。

（2）持续正压呼吸（CPAP）给氧 一旦发生呼气性呻吟，立即给予 CPAP 治疗，已经鼻 CPAP 最常用，压力 5 ~ 10 cmH_2O（0.49 ~ 0.98 kPa），早产儿从 2 ~ 3 cmH_2O（0.196~0.294 kPa）开始。压力不宜过高，以免影响静脉回流，使心排血量减少，避免肺泡破裂造成气胸、纵隔气肿。

（3）气管插管 应用呼吸机给氧对反复呼吸暂停或者自主呼吸浅表患儿，用 CPAP 后病情无好转，应采用间歇正压通气（IPPV）加呼气末正压呼吸（PEEP）。

（4）气管内滴入 PS 使患儿头稍后仰，彻底吸净气道分泌物后，从气管插管中滴入药液，然后用复苏气囊加压给氧，使药液更好弥散。用药后 4~6 h 内禁止气道内吸引。

3. 预防感染 在各项治疗护理过程中，应严格执行无菌操作规程，尤其是在使用呼吸机时，预防交叉感染。疑有感染时，配合医生合理应用抗生素。

4. 严密观察病情

（1）注意患儿面色、体温、呼吸、脉搏、血压、血氧饱和度等变化，尤其观察呼吸的节律和频率，同时注意两肺呼吸音，注意保暖。

（2）认真记录 24 h 出入量，监测血压，如尿量减少或无尿，应考虑肾衰竭。如尿少、血压低、四肢冷要考虑休克的发生。

（3）及时采集标本进行各项检查，并注意血气、血清电解质、血糖、肾功能等检查结果。

5. 维持营养及水、电解质和酸碱平衡 保证热量的供给，及时纠正水、电解质紊乱。

6. 心理护理 做好家长接待及解答工作，让家长了解治疗过程，并安慰家长，使其理解和配合治疗。

四、小儿腹泻护理

【护理要点】

1. 密切监测生命体征及病情变化 监测患儿体温、脉搏、呼吸、血压的变化；观察皮肤黏膜有无干燥、脱水，皮肤弹性及口渴情况，注意患儿面色、意识、瞳孔、末梢循环情况；准确记录尿量、24 h 液体出入量以及腹泻、呕吐的量、性状、次数、颜色等。

2. 维持体液和电解质的平衡 对于轻度脱水、无呕吐和腹胀者可采用口服补液，对于呕吐重或腹胀以及中、重度脱水患儿则采用静脉补液。鼓励患儿增加口服液体的摄入，提供患儿喜欢的饮料，尤其是富含钾、钠的饮料。遵医嘱静脉补液。输液原则先快后慢，先盐后糖，先浓后淡，见尿补钾。静脉补液时，要准确调整滴速，观察输液是否通畅，有无液体外渗以及有无输液反应。同时，应注意脱水、酸中毒的纠正情况。

3. 调整饮食 脱水患儿严重呕吐者暂时禁食；母乳喂养者继续哺母乳，暂停辅食；人工喂养者暂停牛奶和其他食物4~6 h后，继续进食。少量多餐，人工喂养者可喂以半流食或用水稀释的牛奶、米汤等，逐渐过渡到正常饮食。腹泻停止后，继续给予营养丰富的饮食，并每日加餐1次，共2周，以期符合正常营养发育的需要。

4. 预防控制感染 按医嘱合理应用抗生素。对肠道感染性腹泻患儿，要做好床边隔离，注意洗手，防止交叉感染。对衣物、尿布用具及便具应分类消毒，污物放入污物桶。

5. 维持皮肤完整性 加强臀部护理，勤换尿布，每次便后用温水洗净臀部，以预防臀部感染、尿布疹和泌尿系统感染。慢性腹泻营养不良者勤翻身，预防压疮。

6. 症状护理 腹胀者给予腹部热敷、肛管排气等；呕吐者观察呕吐的量、质、时间，呕吐前征兆，呕吐时的反应，并详细记录。发生呕吐时，将患儿抱起，脸朝外，头稍低，以手托住头部，以利呕吐物流出。呕吐后做好口腔、皮肤清洁。对于高热者给予头部冰敷等物理降温措施，擦干汗液，及时更衣，做好口腔护理及皮肤护理。

7. 健康教育 加强卫生宣教，严格管理水源和食品卫生，提倡母乳喂养，避免在夏天断奶；注意合理喂养，逐步添加辅食；饭前便后洗手，做好食具、奶具、便器的消毒；隔离感染性腹泻患儿，其粪便应消毒；避免长期使用抗生素，以免肠道菌群失调。

五、急性上呼吸道感染护理

【护理要点】

1. 高热患儿应绝对卧床休息，并保持室内空气新鲜。

2. 供给高热量、高维生素、易消化的流食或半流食，保证足够的营养和水分，少量多次饮水，不能进食者可鼻饲或静脉补液。

3. 高热者先用物理降温，如头部冷敷、头置冰袋（婴儿用冷水袋）、温水擦浴等。效果不佳时，遵医嘱给退热剂，同时多喂温开水，防止因大量出汗而虚脱，经降温处理30 min后量体温。

4. 密切观察病情变化，每4 h测量体温1次，必要时随时测量并记录。同时，观察患儿热型以及发热时伴随症状。

5. 高热伴寒战、四肢发冷，应给热水袋双下肢保暖，以改善周围血循环。观察患儿精神状态，有无嗜睡、惊厥、昏迷等，随时通知医生，并备好氧气、吸引器、监护仪及抢救药品，协助医生进行抢救。

6. 加强口腔护理，2~3 次/日，口唇干裂者涂护唇油。

7. 注意皮肤护理，出汗多时用毛巾擦干，保持衣被、床单、尿布平整、干燥、清洁，经常变换体位，以防皮肤受损。

8. 高热伴呕吐者取头高侧卧位，头偏向一侧，以防呕吐物吸入造成窒息。

9. 鼻塞时遵医嘱选用 0.5% 新霉素麻黄碱滴鼻液或 1% 利巴韦林滴鼻液滴鼻，每日 4 次；咽痛者可服咽喉片。

10. 心理护理　评估患儿的焦虑程度、焦虑的行为和语言表现。通过护理活动与患儿建立良好的护患关系，尽量多陪伴患儿。向患儿介绍病室内的环境及周围的小朋友，鼓励患儿与同室病友交往，转移注意力。

六、肺炎护理

【护理要点】

1. 保持室内空气新鲜、阳光充足、安静、舒适、定时通风（注意避免对流风），室温以 18~20 ℃为宜，相对湿度保持在 55%~65%，以利于呼吸道分泌物的排出。

2. 避免交叉感染　将急性期与恢复期、细菌性与病毒性感染的患儿分室居住，对铜绿假单胞菌、金黄色葡萄球菌感染患儿要执行呼吸道隔离，住单间病房。

3. 急性期卧床休息，呼吸困难者取半卧位，经常变换体位以减少肺部淤血，促进炎症吸收。急性期经常拍背，恢复期多抱起活动，促进分泌物排出，增加肺通气。

4. 给予高热量、高维生素、易消化的流质饮食，喂奶时抬高婴幼儿头部或抱起喂养，并让患儿间歇休息，无力吸吮者改用滴管喂奶或鼻饲。

5. 保持呼吸道通畅，增加肺泡通气量，及时清除鼻痂及鼻腔分泌物。痰液黏稠不易咳出时可做超声雾化吸入，每次不宜超过 20 min，每日 2 次，避免肺泡内水肿，必要时吸痰。

6. 密切观察生命体征及病情变化，如出现双吸气、点头样呼吸、呼吸暂停等，提示呼吸衰竭，立即通知医生，吸痰保持呼吸道通畅、进行人工呼吸、备好呼吸兴奋剂，必要时按医嘱使用人工呼吸机。

7. 患儿出现嗜睡、惊厥或昏迷，提示可能发生中毒性脑病，及时通知医生，备好止痉剂及脱水剂。

8. 患儿面色苍白、烦躁不安、喘憋加重，给氧及镇静剂不能改善，心率加快（婴幼儿每分钟 160~180 次），肝脏短时间内急剧增大，提示心力衰竭，应及时报告医生进行处理。用洋地黄制剂时要注意严格按要求时间给药，剂量一定要准确，服药前数脉率，儿童每分钟低于 60 次，婴幼儿每分钟低于 100 次时通知医生停药。注意观察洋地黄的毒性反应，如恶心、呕吐、心律失常、嗜睡、乏力等。

9. 高热患儿给予物理降温，注意多饮水，每 4 h 测量体温 1 次，必要时随时测量。

10. 有缺氧表现时（呼吸促、口周青）及时给予氧气吸入，根据患者情况用头罩或面罩给予温湿化氧，氧浓度不宜超过 40%。患儿喘憋重、烦躁不安时，可肌内注射冬眠合剂 Ⅱ 号，使患儿休息，减少耗氧量，并能解除支气管痉挛，缓解呼吸困难。

11. 肺炎患儿常需要从静脉补充热量和水分，纠正水、电解质紊乱或由静脉输入抗生素治疗。注意静脉输液速度宜慢，每分钟不超过 6~8 滴，防止肺水肿和心力衰竭。

12. 健康教育　加强体格锻炼，增强体质，合理喂养，提高预防疾病的能力。注意气候变化，及时增减衣物。

七、急性肾小球肾炎护理

【护理要点】

1. 维持体液平衡　监测生命体征，记录出入量。观察水肿变化，每日称体重 1 次。急性期绝对卧床休息，待水肿减退、血压降至正常、肉眼血尿消失，可下床轻微活动。有水肿及高血压者应限制钠盐摄入；除非严重少尿或循环出血，一般不必严格限水；有氮质血症时应限制蛋白大量。严格限制液体大量，最好使用输液泵，确保液体准确进入。遵医嘱给予利尿剂，记录尿量，注意电解质的变化，特别是钾的水平。

2. 减轻头晕等不适症状　监测血压变化。卧床休息，协助生活护理。低盐饮食，控制液体入量。遵医嘱给予降压药，常用有利血平，服药后应及时测定血压，注意观察有无鼻塞、面红、嗜睡及腹泻等不良反应。

3. 及时发现并处理并发症　有头晕、目眩、恶心、呕吐，甚至惊厥时，应警惕高血压脑病的出现。应配合医生紧急处理，给予降压药。常用硝普钠静脉滴注，用药时需注意：药液应在静脉滴注前临时配制，存放 4~8 h 的药液应废弃；本药的针筒、输液管等须用黑纸覆盖，以免见光分解；严格控制输液速度，最好用输液泵；本药降压效果快，通常 1~5 min 可使血压降至正常，应严密监测血压。使用降压药的同时，常辅以止痉、吸氧和脱水治疗。出现呼吸困难突然加重，烦躁不安、面色苍白、心率快、肝脏迅速增大，应注意充血性心力衰竭的发生。应严格限制水、钠摄入量，尽快降压、利尿，给予强利尿剂，必要时给予强心剂，但需注意毒性反应。尿量减少或无尿，应注意急性肾衰竭，及早考虑透析疗法。

4. 预防控制感染　监测体温波动。限制探视。严格无菌技术操作。加强皮肤护理，注意个人卫生。

5. 健康教育内容　本病的病因、表现、治疗及预后；患儿饮食管理要求；患儿休息活动要求，病初需卧床休息，临床症状消失、尿常规正常、红细胞沉降率正常可上学，但应避免剧烈活动，尿阿迪计数正常方可正常活动；增强体质，预防感染，防止复发；定期门诊检查。

八、肾病综合征护理

【护理要点】

1. 维持体液平衡　监测生命体征，记录出入量。观察水肿变化，每日称体重1次。有水肿及高血压者应限制钠盐摄入；除非严重少尿或循环出血，一般不必严格限水；有氮质血症时应限制蛋白大量。严格限制液体容量，最好使用输液泵，确保液体准确进入。遵医嘱给予利尿剂，记录尿量，注意电解质的变化，特别是钾的水平。

2. 保证充足的营养　与患儿及其父母、营养师等共同讨论饮食计划，水肿期进无盐高蛋白饮食，保证热量及蛋白质的供应，水肿消退后进低盐高蛋白饮食，避免长期不合理忌盐。让患儿及其父母了解为何需要限制食物，可选择哪些食物，应少量多餐。

3. 预防和控制感染　注意保暖，防止受凉和其他感染，注意与呼吸道感染患者相隔离。激素治疗可掩盖感染症状，需密切观察病情变化，及早识别可能的潜在感染，特别是水痘或带状疱疹病毒感染以及腹膜炎征象。

4. 加强皮肤护理　保持皮肤清洁，及时处理毛囊炎及皮肤疖肿。勤翻身，必要时给予必要按摩，促进血液循环，预防压疮。阴囊水肿严重者可用吊带托起，注意阴囊部皮肤有无破溃。严重水肿阶段尽量避免肌内注射。

5. 观察处理药物不良反应　泼尼松大剂量服用会出现库欣综合征、高血压、骨质疏松，应观察其发展，对症治疗。免疫抑制剂首选环磷酰胺，其不良反应为白细胞计数降低、胃肠道反应、脱发、出血性膀胱炎、加重感染等，偶有肾小管损伤、致癌作用及性腺损害。硫唑嘌呤可使白细胞降低。苯丁酸氮芥有恶心、呕吐、头痛、白细胞和血小板计数下降的不良反应。应注意观察，对症处理。

6. 保证休息　重症患儿应卧床休息；水肿消退后可逐渐下床活动，鼓励患儿与无传染性疾病的患儿发展社会化活动，但要避免过分劳累；病情完全缓解后，可就近上学，避免体育活动。

7. 帮助患儿适应其身体变化　不要批评患儿的身体形象，可通过治疗性游戏过程了解其身体改变的认识。护理人员应向其解释身体改变为暂时性的。

第七节　手术室常见手术配合

一、胆囊切除术手术配合

【适应证】

胆囊炎反复发作，胆管、胆囊结石，肿瘤。

【麻醉方式】

全身麻醉。

【手术体位】

仰卧位，肋缘下垫海绵垫。

【特殊用物准备】

扁桃体止血钳、长剪刀、直角钳。

【手术配合】

1. 常规消毒皮肤，铺巾。取右上腹直肌切口或右肋缘下斜切口，切开皮肤、皮下组织，直血管钳止血。

2. 按切口方向切开腹直肌前鞘及腹外斜肌，分离腹直肌的内外侧缘，依切口方向将其切断。分离腹内斜肌及腹横肌，切开腹直肌后鞘及腹膜，显露胆囊。

3. 探查后，用盐水纱垫保护切口，用深部拉钩和蒂氏拉钩显露肝外胆道和十二指肠韧带，进一步探查肝脏和胆囊。

4. 用盐水纱垫隔开周围脏器组织，艾力斯钳夹住胆囊底部向上牵引，切开胆囊管前面的腹膜，推开周围的疏松组织，显露胆囊管及其相连的胆总管及肝总管。

5. 分离胆囊管，用直角钳从其后方引过一根 4 号线，将胆囊管提起，分离胆囊动脉并结扎。

6. 游离胆囊，切开胆囊边缘浆膜，用组织剪、电烧将胆囊从胆囊床上剥下，出血点中线结扎。切断胆囊管，近端再结扎 1 次。

7. 用小圆针中线缝合胆囊床两侧腹膜，彻底止血。

8. 清点用物，关闭腹腔，常规逐层缝合，伤口覆盖纱布包扎。

二、胃大部切除术手术配合

【适应证】

胃、十二指肠溃疡，胃癌。

【麻醉方式】

全身麻醉。

【手术体位】

仰卧位。

【特殊用物准备】

3-0 可吸收线、吻合器、荷包钳及荷包线。

【手术配合】

1. 常规消毒铺巾，取上腹部正中切口，常规进入腹腔，探查病变部位，决定手术方式。

2. 用深拉钩显露手术野，分离大小网膜，游离胃大弯，将胃提起，在大弯稍左处选出一无血管区，剪开胃结肠韧带，切断并结扎胃网膜血管通往胃壁的各分支。

3. 沿大弯向左游离至胃网膜左血管邻近无血管区的最后 1 个或 2 个分支，再向右切断并结扎胃网膜右血管各分支，直至幽门部。用剪刀将右侧胃后壁与横结肠系膜、胰腺之间及胃结肠韧带与横结肠系膜之间的粘连分开。

4. 将胃向上翻开，切断并结扎走向胃幽门部的各分支。

5. 游离胃小弯，剪开肝胃韧带，结扎胃右动脉，将胃翻向左侧，游离胃小弯及胰腺之间的粘连。

6. 分离十二指肠球部，切断并结扎胃十二指肠动脉的分支，用两把止血钳在近幽门处夹住十二指肠，并在两钳间切断，络合碘消毒残端，胃残端用纱垫包裹。十二指肠残端（毕Ⅰ式吻合时，纱垫覆盖。毕Ⅱ式吻合时，闭合器闭合）。

7. 将胃向下方牵引，向左切断肝胃韧带，结扎胃左动脉，清除胃小弯的脂肪约 2 cm 以利缝合。

8. 在预定切除胃大弯侧夹两把直止血钳，小弯侧夹 1 把直止血钳并用闭合器闭合，两钳间将胃切除，移去标本，络合碘消毒残端，小弯侧闭合的残端一号线缝合浆肌层。

9. 胃肠道重建。将十二指肠残端用荷包钳及荷包线缝制荷包，将涂有络合碘的吻合器伞形头置入并收紧荷包线，放开胃残端，吸净胃内容物，络合碘消毒，并用吻合器将胃后壁与十二指肠残端吻合，将大弯侧残端用闭合器闭合，并用 1 号线将肌层缝合。

10. 用 1 号线缝闭后腹膜与肠系膜的空隙。

11. 冲洗伤口，止血，清点用物，常规关闭腹腔。

三、右半结肠切除术手术配合

【适应证】

回盲部结核、盲肠及升结肠癌。

【麻醉方式】

全身麻醉

【手术体位】

仰卧位。

【特殊用物准备】

3-0 可吸收缝线、吻合器、引流管。

【手术配合】

1. 常规消毒铺巾，取右上腹直肌切口，切开腹膜，探查病变。

2. 腹腔牵开器显露腹腔，剪开升结肠后外侧的后腹膜，分离结缔组织，向下剪开升结肠后及末端回肠系膜下的腹膜，向上剪开肝结肠韧带，游离右半结肠。

3. 分离回盲系膜血管、升结肠血管，结扎中结肠动脉、静脉及右结肠动静脉。

4. 在末段回肠的近端夹肠钳，下夹直止血钳，切除回肠末端、盲肠、升结肠及右半横结肠。

5. 回肠、横结肠端端吻合，以小圆针细线做间断缝合，3-0 可吸收缝线缝合全层，或用吻合器做功能性端端吻合。

6. 冲洗腹腔，仔细止血，放置引流管，清点物品后常规关闭腹腔。

四、肝切除术手术配合

【适应证】

肝肿瘤、囊肿、肝破裂、肝癌。

【麻醉方式】

全身麻醉

【手术体位】

仰卧位，背部胸腰段垫高。

【特殊用物准备】

肝针、粗引流管、超声刀、氩气刀、肝拉钩、血管阻断钳。

【手术配合】

1. 常规消毒铺巾，做右肋缘下斜切口或右上腹直肌或正中切口，切口上端至剑突左侧，常规进入腹腔。

2. 保护周围组织，用深拉钩充分显露，进行腹腔内探查。

3. 游离肝脏　用肝拉钩显露手术野，分离肝周围韧带，用扁桃体止血钳和组织剪依次分离切断肝圆韧带、镰状韧带、冠状韧带、三角韧带和肝胃韧带，中线缝扎或7号线结扎。切缘的预计可通过扪诊和用电灼画出界限。也可同时行胆囊切除（有利于肝门血管显露）。

4. 显露肝门　分离肝、十二指肠韧带上段，分离肝动脉、肝管及门静脉分支，用阻断套管和长气门芯环绕肝门并钳夹气门芯两端准备阻断（阻断肝门时间不超过20 min）。用扁桃体止血钳和直角钳先分离和夹住动脉和肝管，切断动脉，近端用7号线结扎，切断肝管后用7号线缝扎，门静脉分支用7号线结扎切断。

5. 结扎肝静脉　分离冠状韧带内侧，显露肝上的腔静脉，用肝针或7号线缝扎肝静脉主干。

6. 沿下腔静脉左缘与胆囊右缘的平面用超声外科吸引器（CUSA）离断肝脏，先切开肝包膜，逐步离断肝实质，遇有血管和肝管分支时用蚊式血管钳夹住切断，1号线结扎或缝扎。

7. 肝断面止血　肝针或7号线做褥式缝合，并用氩气刀烧灼肝断面，以大网膜缝合覆盖在肝断面上，左膈下放置引流管于切口旁引出。

8. 仔细止血，清点用物，常规关腹。

五、腹股沟斜疝修补术手术配合

【适应证】

腹股沟斜疝。

【麻醉方式】

硬膜外麻醉。

【手术体位】

仰卧位。

【特殊用物准备】

布带子、疝补片。

【手术配台】

1. 常规消毒皮肤，铺巾，自腹股沟韧带中点上方 2 cm 处至耻骨结节做一与腹股沟韧带相平行的切口，切开皮肤、皮下组织，直血管钳止血。

2. 保护切口，铺皮垫，用巾钳固定。甲状腺拉钩牵开显露腹外斜肌腱膜及外环。

3. 用弯血管钳或手指将皮下脂肪组织及筋膜从腹外斜肌腱膜上推开，内达腹直肌前鞘，外至腹股沟韧带。

4. 在外环的外上方切开腹外斜肌腱膜，用弯血管钳在腱膜下进行分离，剪开腱膜，显露并分离髂腹股沟神经及髂腹下神经。用弯血管钳提起腱膜，在深面分离，内达腹内斜肌与联合肌腱，外至腹股沟韧带。

5. 沿纤维方向切开提睾肌，显露精索及疝囊，疝囊一般在精索的内前方。如果疝囊小，就不用切开疝囊；如果疝囊大且进入阴囊，则自精索中部横断疝囊，远端旷置，近端向上钝性剥离达内环口。小疝囊向内翻转推至腹腔内，大疝囊断端 4 号线缝扎后推至腹腔内，然后将伞状填充物放入内环口，伞端用 4 号线固定于内环边缘和附近的腹横筋膜上。提起精索将补片平铺于精索深层，补片预留缺口包绕精索间断缝合缺口，修剪补片，用 4 号线将补片固定于联合肌腱和腹股沟韧带上，还纳精索间断缝合提睾肌。止血，还纳髂腹下和髂腹股沟神经于精索浅层，间断缝合腹外斜肌腱膜达外环口。

6. 缝合皮下、皮肤。

六、阑尾切除术手术配合

【适应证】

急、慢性阑尾炎，阑尾黏液囊肿。

【麻醉方式】

硬膜外麻醉、全身麻醉。

【手术体位】

仰卧位。

【特殊用物准备】

麻头吸引器、石炭酸、棉棍。

【手术配合】

1. 常规消毒，铺巾。取右下腹麦克伯氏切口，切开皮肤、皮下组织，保护皮肤切口铺护皮垫。

2. 切开腹外斜肌腱膜，切开肌膜，甲状腺拉钩牵开肌层。

3. 切开腹膜，直钳将腹膜固定在皮垫上。

4. 用长平镊、卵圆钳找出阑尾，用艾力斯钳提起阑尾，依次切断阑尾系膜，中线结扎，用小圆针中线在阑尾根部做荷包缝合，阑尾根部用 7 号线结扎。手术刀涂以石炭酸切除阑尾，分别用石炭酸、乙醇、盐水棉棍擦拭阑尾残端。将阑尾残端埋入直肠，扎紧荷包线，做褥式缝合。

5. 检查腹腔有无出血，清点物品，关腹。

6. 更换干净的器械，逐层缝合。

七、乳癌改良根治术手术配合

【适应证】

乳腺癌。

【麻醉方式】

全身麻醉。

【手术体位】

仰卧位，患侧腋下垫高。

【特殊用物准备】

棉垫、线头、引流管 2 个、头皮针 2 个。

【手术配合】

1. 常规消毒铺巾，做一梭形切口，切皮后用大巾钳依次夹住皮肤边缘，大刀向两侧进行分离，干纱垫止血。

2. 显露遮盖腋窝的胸锁筋膜，剪开并清除腋窝的淋巴组织，干纱布止血。

3. 切除乳腺组织，止血，放置引流，做减张缝合。

4. 纱布、棉垫、线头覆盖伤口，弹力绷带包扎。

八、大隐静脉高位结扎剥脱术手术配合

【适应证】

下肢大隐静脉、小隐静脉曲张。

【麻醉方法】

硬膜外麻醉。

【手术体位】

仰卧位。

【特殊用物】

大隐静脉剥脱器、绷带、显纱、棉垫、弹力绷带。

【手术配合】

1. 常规消毒铺巾，于卵圆窝处做一平行于腹股沟韧带的斜切口。

2. 切开皮肤及皮下组织，于卵圆窝内下缘找到大隐静脉主干，分离、中线结扎其分支并切断。

3. 7 号线结扎并切断大隐静脉，近端中线缝扎，远端插入剥脱器至膝下，并于该部位做一小切口，用 7 号线将远端静脉与剥脱器绑扎后切断。

4. 拔出剥脱器，同时抽出大隐静脉，干纱垫压迫止血。

5. 膝部以下静脉需剥脱时，将剥脱器从膝部静脉插入，将曲张静脉全部抽出。

6. 冲洗切口，清点物品，缝合筋膜。

7. 细线缝合皮下组织及皮肤。

8. 切口覆盖纱布及棉垫，弹力绷带加压包扎。

九、腹腔镜下胆囊切除术手术配合

【适应证】

同一般胆囊切除术，如单纯的胆囊结石、慢性胆囊炎、胆囊息肉等。

【麻醉方式】

全身麻醉。

【手术体位】

半卧位，头高脚低，右侧抬高30°双膝关节上 1/3 处制约束带，脚部放置脚挡。

【特殊用物】

腹腔镜器械、冲水管、钛夹。

【手术配合】

1. 常规络合碘消毒皮肤，铺无菌巾。

2. 在脐部刺入气腹针并注入 CO_2 气体建立气腹，插入电视镜头。

3. 在剑突部、右肋缘下穿刺，置入穿刺套管锥（Trocar），经腹腔镜直视做腹腔探查和胆囊切除术。

4. 分离胆囊管、胆囊血管，用钛夹夹闭并切断。将胆囊从肝床分离，彻底止血，并探查胆总管。

5. 取出胆囊，冲洗腹腔，清点用物，关闭切口。

十、经腹腔镜乙状结肠癌根治术手术配合

【适应证】

乙状结肠癌、高位直肠癌。

【麻醉方式】

全身麻醉。

【手术体位】

膀胱截石位。

【特殊用物】

腹腔镜器械、吻合器、闭合器、超声刀、钉仓、钉仓钳、荷包钳等。

【打孔及 Trocar】

1. 脐上方 3 cm，中线，插入气腹针先气腹，后经 10 mm Trocar 置入 30°摄像头。

2. 右髂前上棘至脐连线外侧 1/3 处，置入 10 mm Trocar，使用超声刀、钛夹钳等（主刀操作）。

3. 脐右侧 3 cm 处，置入 5 mm Trocar，使用无创分离钳，用于牵拉（主刀操作）。

4. 左髂前上棘至脐连线外侧 1/3 处，置入 5 mm Trocar，使用无创分离钳（助手操作）。

5. 脐左侧 3 cm 处，置入 5 mm Trocar，使用无创分离钳（助手操作）。

6. 气腹压力为 12~14 mmHg。

【手术配合】

1. 气腹后，置入摄像头，观察腹腔和盆腔情况，是否适合腹腔镜手术，分别置入上述 Trocar。

2. 用超声刀分离乙状结肠和侧腹壁。此过程中同时解剖出左侧输尿管，并注意保护。

3. 剪开乙状结肠系膜前叶并与左侧术野会合后，用超声刀继续向上解剖，直至肠系膜下动脉根部。将1号孔的Trocar换为与钉仓钳匹配的Trocar，置入血管钉仓，夹住肠系膜下动脉根部后将其切断。

4. 向下游离直肠，于拟切断肠管的位置用超声刀游离肠管周围的系膜和脂肪组织，从1号孔内置入钉仓，夹住肠管，切断直肠。

5. 于脐与耻骨联合水平之间行左下腹3~4 cm的腹直肌旁切口，逐层进入腹腔，用直桶型的无菌塑料袋保护切口，将近段结肠提出腹壁外。于腹壁外修剪乙状结肠系膜，并切除、移走病变肠段。荷包钳夹住结肠近断端，荷包线缝合结肠断端，并于其中置入吻合器的钉砧头，收紧荷包线并打结。将其放回腹腔内，缝合左下腹切口的腹膜及后鞘，重新气腹。

6. 助手经肛门放入吻合器，腹腔内直视下旋出钻钉，主刀用胆囊抓钳将钉仓与钻钉对台，扣动扳机吻合，确认吻合口无张力后，放置引流管，分别置入吻合口的前后方。

7. 冲洗腹腔，清点纱布器械无误后，分层缝合。

十一、肾切除术手术配合

【适应证】

单侧肾脏严重损伤、肾肿瘤、肾结核、巨大肾积水、肾无功能等。

【麻醉方式】

全身麻醉。

【手术体位】

侧卧位。

【特殊用物】

肾蒂钳、开胸去肋器械。

【手术配合】

1. 常规消毒皮肤，铺无菌单。取腰部切口，探查肾脏。

2. 用纱垫推开腹膜，打开肾周筋膜，用一深直角拉钩将其牵向内侧，再用手分离肾蒂脂肪组织，以充分显露肾蒂。

3. 手指钝性分离肾周围脂肪及粘连处，出血点用中线结扎，直至显露肾动静脉，应先处理肾动脉，找到输尿管，用扁桃体止血钳夹住，待肾蒂处理完后再切断。

4. 肾脏上段输尿管全部分离清楚，用3把肾蒂钳夹住肾血管，两把位于近端，1把位于远端，用手术刀在肾蒂间切断，用7号线结扎肾蒂残端，再用7号线缝扎。

5. 切下的肾脏用纱垫包好，此时只有输尿管与其相连，沿输尿管向膀胱方向分离，用两把血管钳夹住，周围以湿纱垫保护、切断。将离体肾脏放入弯盘内，输尿管残端用中线双重结扎，缝合。

6. 清点物品，冲洗伤口逐层缝合，盖无菌纱布。

十二、前列腺摘除术手术配合

【适应证】

前列腺增生。

【麻醉方式】

硬膜外麻醉。

【手术体位】

仰卧位。

【特殊用物】

热盐水。

【手术配合】

1. 常规消毒铺单，取下腹部正中切口。

2. 用盐水纱布将腹膜反折向上推，显露膀胱，用艾力斯钳提起膀胱从中间切开吸尽尿液。

3. 用组织剪扩大膀胱切口，手指由膀胱插入直至前列腺内，在前列腺体及包膜间做钝性分离。

4. 助手将手指伸入肛门内，向前上顶起前列腺，术者剥离腺体，仔细察看摘除的前列腺是否完整，如有残缺遗留部分未摘除应进一步摘除干净。

5. 用热盐水纱垫压迫前列腺窝，暂时止血，用3-0可吸收线将膀胱做荷包缝合止血，缝线应穿过前列腺包膜及膀胱壁肌层和黏膜。

6. 放置尿管冲洗伤口，清点用物缝合伤口。

十三、腹腔镜下肾上腺切除术手术配合

【适应证】

各类肾上腺占位性病变。只要患者全身条件许可，肿瘤不大于10 cm，肿瘤无转移、

无局部重要脏器及大血管的浸润和粘连均适合行腹腔镜手术切除。

【手术路径】

侧位经腹腔和侧位腹膜后径路最为常用，经腹腔途径具有充分的操作空间，而侧位或70°侧位使肠道下垂，利于肾上腺的暴露。

常见的经腹膜后径路肾上腺切除术。

【麻醉方式】

采用气管插管全身麻醉。

【手术体位】

摇桥侧卧位体位。

【特殊用物】

20 mL 空针、粗引流管、中粗引流管、三通、无菌引流袋、16 号和 18 号尿管各 1 根，手套多备一副（用来做水囊）、超声刀、1000 mL 生理盐水、体位垫。

【消毒范围】

上至同乳房下缘水平线，下至大腿上 1/3 处，左右备至腹中线及背中线。

【手术配合】

1. 腔镜的手术在进 Trocar 前需要通过水囊将皮下组织撑开，以免进 Trocar 时造成损伤。所以要求洗手护士在手术前做以下准备：①将引流袋头端剪下，连接三通一端；②把中粗引流管连接三通一端，三通另一端连接 20 mL 空针；③同时，与一位医生配合将一只无菌手套用 7 号线结扎成一个圆囊固定在三通引流袋头端；④在需要打水囊时，递水盆，将中粗引流管放入水盆中，利用三通的转换，将水囊打起。

2. 铺巾。先在胸腰段两侧各铺一小手巾，再以切口为中心铺 4 块小手巾，然后铺腹单。在铺单完成后，将平车放于与床同一水平线上，并用 1 块大手巾将平车与手术床连接。

3. 连接腹腔镜镜头、冷光源线、单极线、二氧化碳通气管、超声刀等。

4. 尖刀自脐与髂前上棘连线与腋前线交点处做第一个切口，依次切开皮肤、皮下、肌层，用弯钳分离筋膜，并把打水囊的一套用物递与医生。

5. 气腹建立后，由于切口太漏气，用皮针 7 号丝线缝两针到切口直径大约为 1.5 cm 后，置入 10 mm 套管针，建立人工 CO_2 气腹，压力为 13~15 mmHg，引入摄像头。

6. 腹腔镜监视下于术侧锁骨中线肋缘下约 1 cm 及 7 cm 分别穿刺置入 5 mm、10 mm

套管针作为第2、第3穿刺孔，分别引入器械，腋中线肋缘下建立第4穿刺孔。横行切开侧后腹膜及肾上腺筋膜，提起肾周筋膜并行钝性分离。自第4穿刺孔引入一钝性器械，牵开肝脾以暴露肾上腺。

7. 提起肾上腺内侧面，仔细分离肾上腺门区，显露肾上腺上、下动脉并用超声刀切断，分离肾上腺中央静脉，置双肽夹闭后切断。右肾上腺静脉较短，只有1 cm可置1个钛夹。然后用超声刀于近端切断，仔细止血并检查脾、胰、结肠有无损伤，冲洗和清理手术区。

8. 用无菌橡胶手套剪掉手指部分后用7号丝线结扎成兜状，把标本经第1穿刺孔从腹腔中取出（主要是因为肾上腺组织比较松散脆弱，容易被弯钳夹碎而不能取出）。

9. 肾上腺窝放置粗引流管，经腋后线套管引出缝合切口。

十四、子宫全切术手术配合

【适应证】

子宫及其邻近组织的各种良性和恶性疾病。

【麻醉方式】

全身麻醉、硬膜外麻醉。

【手术体位】

仰卧位。

【特殊用物】

双爪钳、有牙血管钳、普通纱布1块、可吸收缝线。

【手术配合】

1. 常规铺巾，探查盆腔。

2. 分离子宫两侧圆韧带、阔韧带、主韧带、宫骶韧带，并用胖圆针7号丝线缝扎或结扎。

3. 切断宫颈阴道穹隆处，将半块酒精纱布放入阴道残端内，用可吸收缝线封闭残端。

4. 常规关闭伤口，取出阴道内纱布。

十五、卵巢癌细胞减灭术手术配合

【适应证】

卵巢癌。

【麻醉方式】

硬膜外麻醉、全身麻醉。

【手术体位】

仰卧位（头低20°）。

【特殊用物】

深部手术器械1套。

【手术配合】

1. 常规铺巾，探查腹腔。

2. 按子宫全切术切除子宫。

3. 切除大网膜，4号线结扎，清扫腹腔各淋巴结，1号线结扎。

4. 按常规方法切除阑尾。

5. 放置引流管，常规关闭腹腔。

十六、卵巢囊肿剔除术手术配合

【适应证】

卵巢囊肿。

【麻醉方式】

硬膜外麻醉。

【手术体位】

仰卧位。

【特殊用物】

3-0可吸收缝线，弯有齿血管钳。

【手术配合】

1. 常规消毒铺巾，铺护皮膜及无菌单，探查腹腔。

2. 将囊肿拉出腹腔，用10号刀片在囊肿上划一小口，蚊式钳夹住小口边缘，以纱布钝性分离并取出囊肿，3-0可吸收缝线缝合切口。

3. 探查对侧卵巢。

4. 清点用物，常规关腹，覆盖伤口。

（孙潇　宋娜娜　田勤菊　孙艳敏　孙明明　张小云）

参考文献

[1]韩丽.德国助理护士的培训[J].国外医学.护理学分册,1998(02):48-49.

[2]刘晓敏.德国的老年护理[J].中华护理杂志,2001(07):79-80.

[3]王希晨,吕欣桐,周令,等.医养结合视角下养老护理员培训相关研究进展[J].中国护理管理,2016,16(10):1380-1384.

[4]杨雪莹,许翠萍,李云峰,等.无陪护模式病房护理人员能级划分准入及能力标准的研究[J].护理学杂志,2012,27(13):1-4.

[5]罗美香,李冰.护士操作技能的科学训练与人文管理[J].护理实践与研究,2016,13(10):12-14.

[6]沈峰平,席惠君,张玲娟,等.分级评价指标在临床护士护理技能操作培训中的应用效果评价[J].护理管理杂志,2017,17(08):584-585.

[7]夏雅雄.宁波市养老护理员核心能力的现状调查与分析[硕士学位论文],宁波大学,2017:3-9.

[8]夏萍,吴大嵘,卢传坚,等.Delphi法在医疗质量评价指标体系中的可靠性分析[J].现代预防医学,2012,39(14):3488-3490.

[9]侯秀云,李荣,王蕾,等.护理硕士专业学位研究生考核指标体系构建[J].护理研究,2018,32(03):401-404.

[10]韦小乐,凌瑛,何良妹,等.中文版护理依赖量表在恶性肿瘤患者中应用的信度效度评价[J].中国护理管理,2017,17(07):897-901.

[11]杨雪柯.护理人员对心电监护仪报警知信行的调查研究.华中科技大学学报,2019:62.

[12]聂玉琴,窦丽,王雅贤.组内合作式培训模式在医疗护理员实操培训中的应用[J].中国护理管理,2017,17(06):808-810.